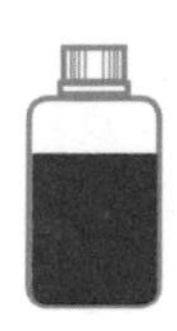

用藥知多D

小小藥罐子

本書內容純粹意見參考，
讀者如有問題應先與專業人士，
即註冊醫生或註冊藥劑師查詢。
如讀者擅自用藥出現問題，
作者與出版社概不負責。

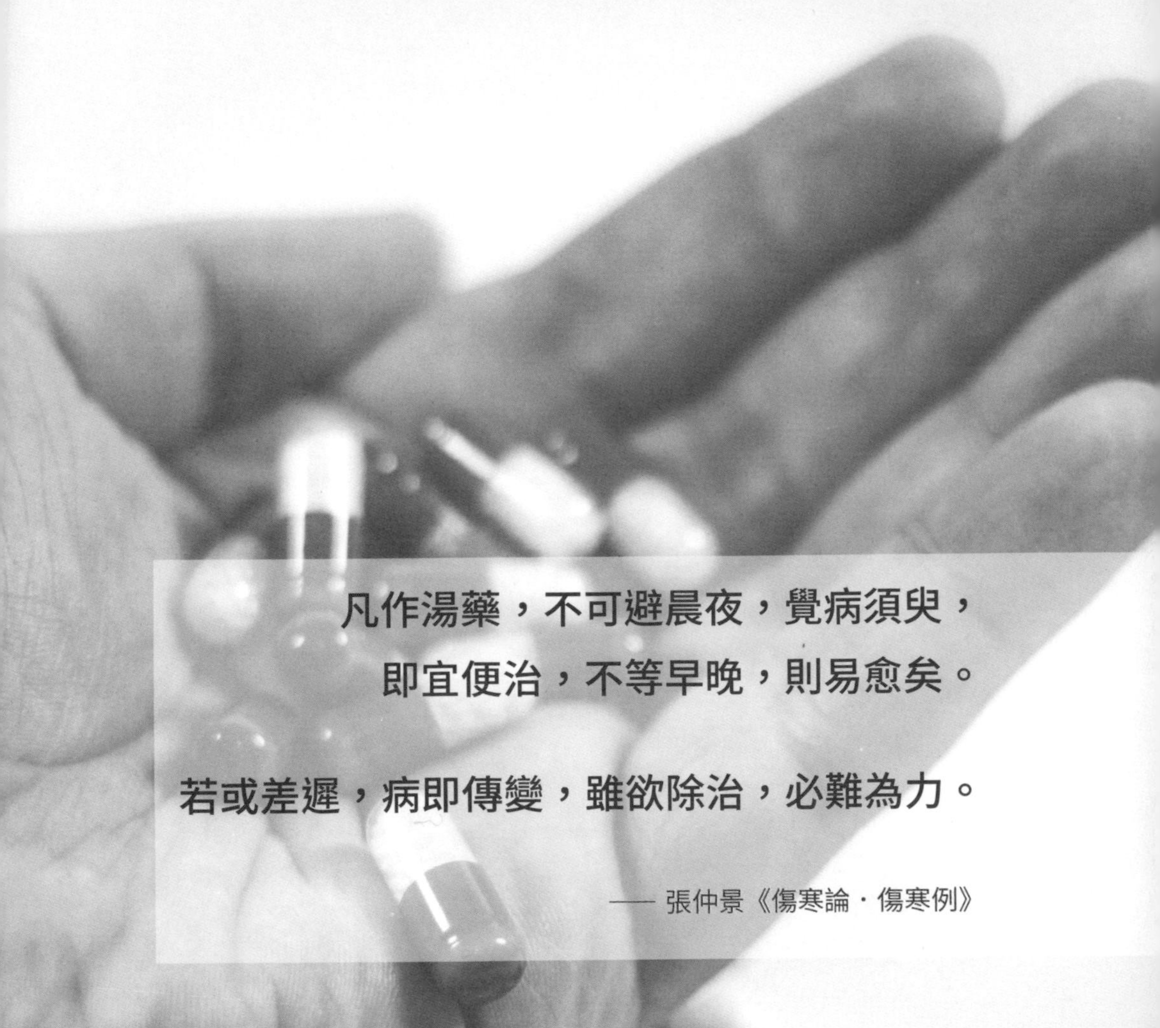

凡作湯藥，不可避晨夜，覺病須臾，
即宜便治，不等早晚，則易愈矣。

若或差遲，病即傳變，雖欲除治，必難為力。

—— 張仲景《傷寒論・傷寒例》

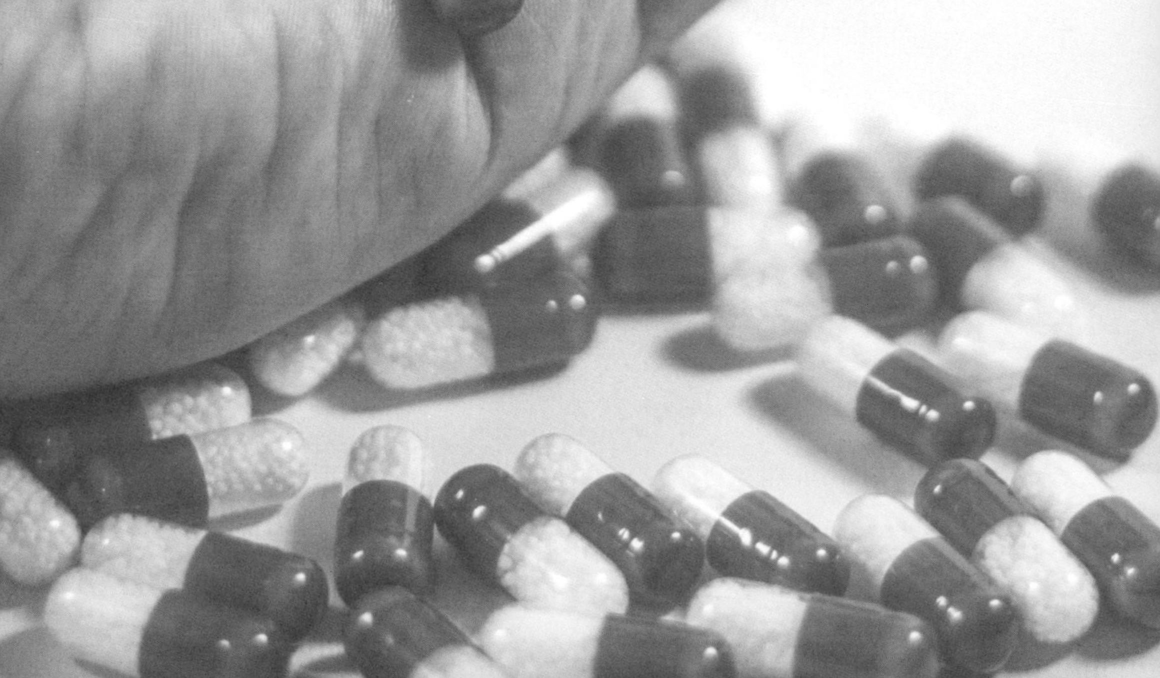

序言
鏡花水月

這些年，小男孩從來沒有忘記，自己一直追逐一個夢想……

這是一個遙遠的夢，這是一條漫長的路，根本永遠不可能實現……這個，小男孩一早已經有所覺悟。

那些年，剛剛踏上這段路，曾經的挫折，曾經的迷茫，曾經的放棄，或許，當年小男孩實在太年輕，所以，還沒有看到上天一早為他安排的路……

慶幸的是，在這段路上，沿途能夠遇到很多同路人，惺惺相惜，一同努力實現這個不可能的夢想。現在，這段路，一步步走下來，便多了一層意義，多了一份價值。

這個夢想，就是……

這段路上，小男孩一直希望，透過文字，分享用藥知識，宣揚藥物教育，推廣藥物知識普及化，讓大家能夠正確服藥、靈活用藥，然後，一步一步，實現「天下無藥」這個念茲在茲的理想，最後，一同建構一個健康的社會。

天下無藥？談何容易？

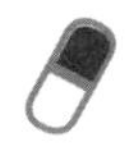

其實，你這麼說，小男孩又何嘗不是這麼想呢？

對，藥物教育，的確是一條怎麼走都走不完的路，總會有人不懂用藥、不願用藥，簡單說，只有起點，沒有終點；只有逗號，沒有句號。所以，與其說「難」，倒不如說「不可能」。

當然，說到這裡，你可能會問：

「你自己不是說了嗎？這是夢想，還是一個不可能的夢想。那麼，這樣走下去，有意義嗎？有價值嗎？」

或許，一個理想，遙不可及，最後只是一個夢想。

人生如夢，自古皆然。其實，人生本來就是一場夢，不論有沒有夢想，人生最後不過一場空。這樣的話，做一做夢，又有什麼問題？而且，「且有大覺而後知此其大夢也（《莊子．齊物論》）」，問題是，沒有夢，誰會醒？

何況，如果上天眷顧的話，小男孩還是擁有一輩子的時間，實踐這個不可能的夢想。

實際上，小男孩從來沒有想過，這個夢想，到底需要多少時間才能實現——十年、二十年、五十年，甚至死後，還是未必能夠完成。小男孩只是抱著「能走多少，便走多少；能走多遠，便走多遠」的心態，多一步，便一步，一步步走下去，不求越過終點，但求遠離起點。

這樣，吾人於願足矣。

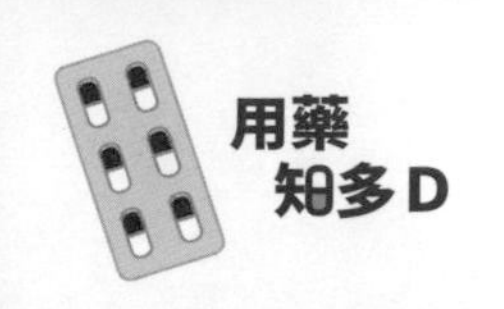

常言道：「合抱之木，生於毫末；九層之台，起於累土；千里之行，始於足下。（《老子・六十四章》）」堅持是一種選擇，同理，放棄也是一種選擇。相較而言，堅持自己的夢想，實踐自己的夢想，就算這條路真的是一條遙遙無期的漫漫長路，沿途能夠留下一些不能磨滅的足跡，這些印記，難道沒有意義嗎？沒有價值嗎？

路，未必是人走出來的，但是，裹足不前，寸步不行，難道會有路嗎？

對，或許，就算用一輩子的時間，最後還是未必能夠實現這個夢想，但是，小男孩相信，自己的文字，一定能夠繼承自己的意志，傳承自己的思想，延續自己的夢想，總有一天，一定能夠實現這個遙不可及的夢想！

當年立志未曾忘，

笑我瘋癲笑我狂。

字裡行間留指爪，

誰能譜下百年香？《鏡花水月》

這，就是文字的力量。

最後，小男孩真的很感恩，能夠遇到你們，作為同路人，一直以來，不離不棄，陪伴小男孩一起走這條路。

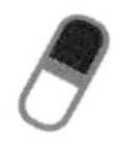

說真的，如果沒有你們的話，今天，便肯定沒有《藥事知多D》、《用藥知多D》這兩本書。

所以，衷心感謝你們，送給小男孩這兩本書。

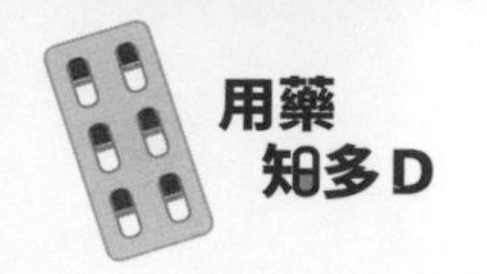

目錄

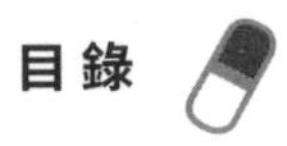

用藥三件事

藥房小知識

有藥的地方，未必是藥房。

但是，有藥房的地方，便一定會有藥劑師。

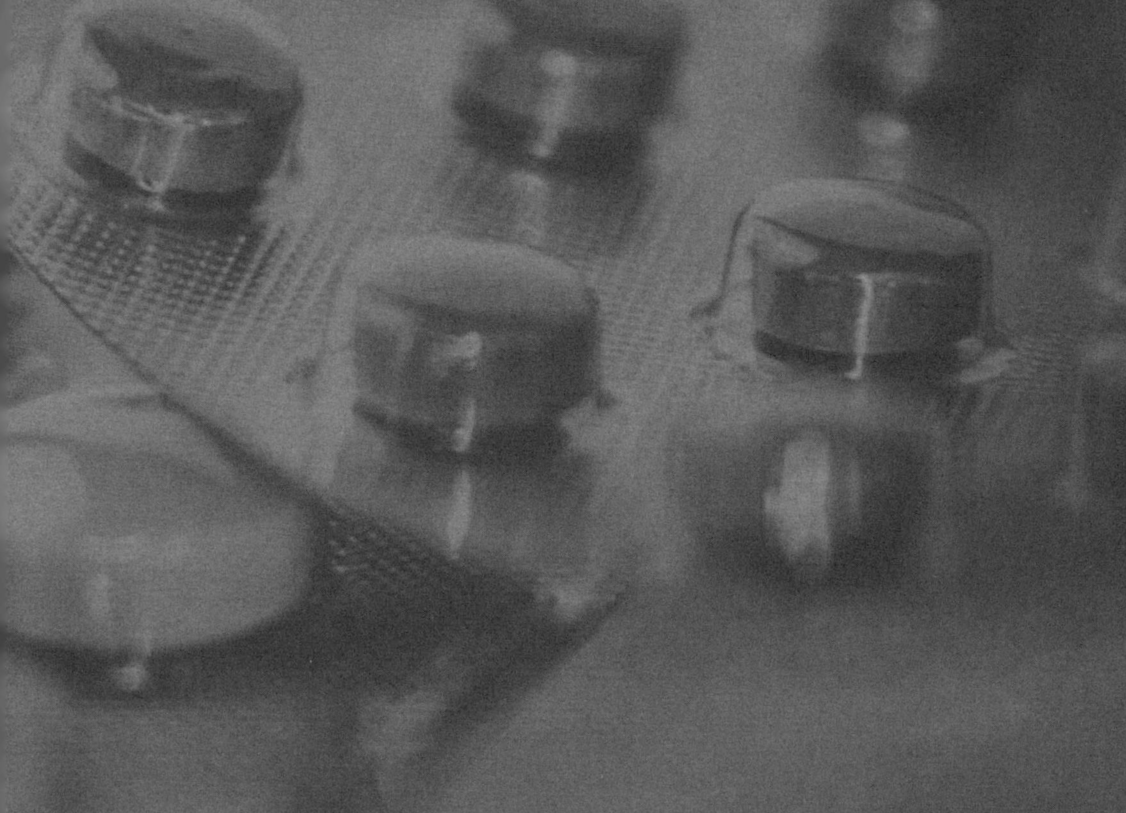

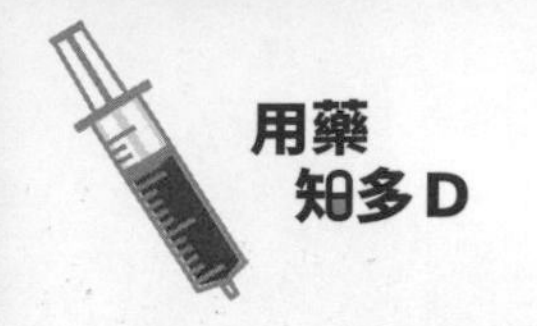

藥劑師知多少(一)：醫院

有時候，「藥劑師」這個職業，總會讓人產生很多不同的聯想。

誠然，相較其他行業而言，在一般人眼裡，「藥劑師」好像是一個較模糊的概念，各人有各自的演繹、表述、洞見，多多少少，披上一層神秘的面紗，看起來，如同瞎子摸象一樣，總是帶著一種不可言喻的神秘感。

說真的，根據日常經驗，其實，乍看之下，沒有多少人，真的認識藥劑師，到底是一個怎樣的職業，或者是一份怎樣的工作。

其中，有人說：「藥劑師是醫生。」因為他懂配藥。

同時，有人說：「藥劑師是配藥員。」因為他會配藥。

當然，還有人說：「藥劑師是半個醫生、半個配藥員。」因為他既懂配藥，又會配藥。

唔……說真的，如果問藥罐子的話，藥罐子一定會說：

「藥劑師是藥劑師，既不是醫生，又不是配藥員。」

理由很簡單，有怎樣的職業，便有怎樣的職能，各自擁有各自的功能、價值、意義，並不是其他行業所能夠做得到的，這就是說，每一種職業，都是獨一無二、無可取代的。

> 藥劑師，顧名思義，就是做跟「藥」有關的工作。

其實，話說回來，藥劑師這行業，一直存在，不是一個新興行業，只是因為藥罐子這行業，在整個醫護團隊裡，在相當程度上，一直退居二線，負責幕後工作，執行後勤支援。當然，不難理解，曝光率低，知名度自然便會低，所以，實際上，沒有多少人真的會清楚知道藥劑師的專業、角色、功能。這是意料中事，沒有什麼好奇怪。

慶幸的是，近年來，不管是同行、同業，還是同僚、同儕，不管是前輩，還是後進，總之，就是藥劑師，在不斷努力下，這行業漸漸得到社會的認同，同時慢慢受到市民的重視，一點一點，人們開始逐漸明白藥劑師在醫護行業裡，佔了一個十分重要的地位。這是一件值得高興的事情。

好吧！為了能夠讓各位看官更加掌握藥劑師的實際工作，藥罐子便在這裡，簡單介紹一下藥劑師這個行業吧！

那麼，藥劑師到底是什麼？

當然，藥劑師，顧名思義，就是做跟「藥」有關的工作。

《聖經》在〈馬太福音〉中說：

> 耶穌聽見，就說：「康健的人用不著醫生，有病的人才用得著。」（第 9 章 12 節）

同理，沒有藥物的地方用不著藥劑師，有藥物的地方才用得著。

所以，一言以蔽之，有藥的地方，便會有藥劑師。

那麼，藥物到底會在什麼地方呢？

各位看官，不難想像，其中一個答案，當然是醫院。

那麼，藥罐子首先便說一說醫院。

當然，就算是同一間醫院、同一間藥房，裡面還是可以分為不同的部門，各司其職，各安其位，各自發揮各自的功能，維持藥房運作，提供藥劑服務。

門診部／出院部

現在，我們不妨看一看門診部、出院部這兩個部門，認識一下這裡的藥劑師。

基本上，在這裡，藥劑師的主要工作，可以分為以下五種：

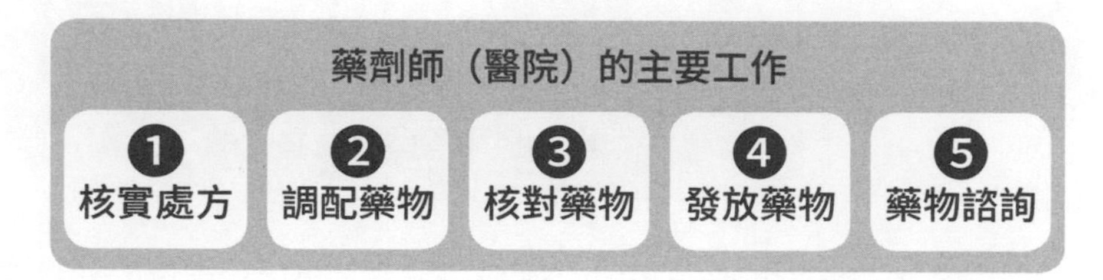

❶ 核實處方

在這裡，藥劑師的工作，主要是檢查、核實處方箋（俗稱醫生紙）上的藥物用途、劑量、配伍，對用藥者會不會產生不良的反應，從而出現潛在的風險。

舉例說，劑量過大，便可能會增加出現副作用的機會，甚至構成毒性，不利用藥。

還有，有時候，同時服用兩種藥物，兩者可能會產生相互作用，互相抵銷對方的藥性，不是一勝一負，便是兩敗俱傷，從而產生配伍禁忌（Contraindications），在坊間，在一般人口裡，便是俗稱的「相沖」現象了。

簡單說，藥劑師在這裡，所執行的其中一個任務，便是確保用藥者能夠服用最適合的藥物，得到最安全的治療，維持「安全第一（First Do No Harm）」這條排行第一的教條，同時，讓藥物能夠發揮最理想的藥效，從而治療相關的病症、紓緩相關的症狀，對症下藥，藥到病除。

❷ 調配藥物

在這裡，藥劑師的工作，主要是將藥物放進藥袋裡，然後，貼上藥物標籤，便是了，俗稱「執藥」。

各位看官，看到這裡，可能會說：

「啤！藥罐子！這麼簡單！任誰都可以做，不是嗎？」

對，乍看之下，執藥，看似簡單，但是，可別以為這是一件輕鬆的工作！

試想，一間醫院的用藥者何其多？再想，一天醫院的醫生紙何其多？三想，一張醫生紙的藥物何其多？所以，不難想像，一間醫院，姑且撇開住院人士不說，單是門診、出院人士的醫生紙，往往動輒數以千計，不可謂不多，有時候，還可能會淹沒整個藥房，甚至癱瘓整個藥房，往往讓藥房應接不暇。

舉例說，假設有一千個用藥者領藥，每一個用藥者平均需要領十種藥（當然，這已經是最保守的估計！藥罐子相信，各位看官，如果曾經使用公共醫療服務的話，應該會有所體驗……），那麼，每一天，一間藥房平均便可能需要執數以萬計的藥，這樣的話，斷斷續續執復執，不難想像，藥房的工作，自然便會十分辛苦、忙碌、繁瑣，每天需要重複相同的動作，如果一天是幾百次的話，一個星期便是幾千次，一個月便是幾萬次……箇中辛酸，實非外人所能道也。所以，請各位用藥者多多體諒這些同業的勞苦……

說真的，就算是對藥物擁有充分認識的藥劑師、配藥員，面對排山

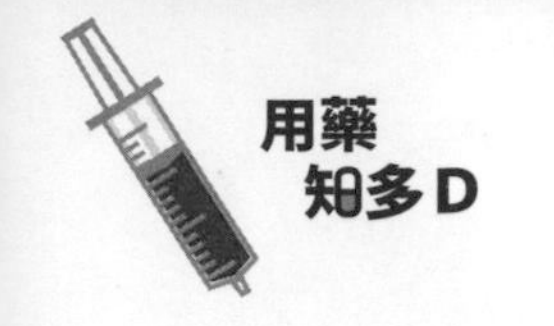

倒海的藥物，在執藥的過程裡，人有失足，馬有亂蹄，在所難免，尚且會出現錯、遺、漏、誤的機會，何況是其他人呢？

所以，執藥，或許不難，但是，執對藥，恐怕便不是一件簡單的工作。

❸ 核對藥物

在這裡，藥劑師的工作，主要是核對藥物有沒有錯、遺、漏、誤。簡單說，藥劑師在這裡，所執行的其中一個任務，便是負責把關的工作。

一些醫院，患者較少，分科較窄，編制較小，人手較疏，但是，理論上，至少還會有一個藥劑師，負責核對的工作。一些醫院，病人較多，分科較廣，編制較大，人手較密，資源便會較豐富，人手自然會較充裕，可以執行雙重把關，甚至多重把關的工作，從而提高命中率，減少出錯的機會。

人非聖賢，孰能無過？

對，其他人，藥罐子不知道，但是，撫心自問，藥罐子是人，只要是人的話，便可能會犯錯，這是一件不能否認的事實。所以，當文士、法利賽人拿淫婦來質難耶穌的時候，耶穌才敢說，叫那些覺得自己沒有罪的人過來，用石頭打她！

最重要的是，過而能改，善莫大焉！（《左傳・宣公二年》）

所以，藥劑師在這裡，所執行的任務，十分重要，而且，性命攸關，因為，多一道關卡，便多一分檢查，自然便多一重保障，這樣的話，漁網愈多，漏網之魚便會愈少，從而能夠減少出錯的風險。

❹ 發放藥物

在這裡，藥劑師的工作，主要是將一包包的藥物送到用藥者的手上。當然，在這個過程裡，藥劑師還是會不厭其煩，再次檢查藥物有沒有錯、遺、漏、誤，避免出現什麼差池。

當然，各位聰明的看倌，看到這裡，應該想到，相較而言，藥物是否正確，固然重要，但是，更加重要的，還是……

用藥者是否正確！

這個，不難理解。就算藥物真的全部正確無誤，但是，所託非人，送到錯誤的用藥者手上，最後還是會前功盡棄，一切都是枉然的。

所以，藥劑師在發放藥物前，大多會核對領藥者的身分，確保萬無一失，到時候，還請各位看倌多多配合，提供相關的資料，核實身分。

❺ 藥物諮詢

其中，一些規模較大的醫院，藥房可能會設立一間獨立的房間，進行藥物諮詢，目的在保障用藥者的私隱，一般而言，大多會由經驗豐富的藥劑師負責，主要解答用藥者的一些用藥疑難。

值得一提，有時候，大多數的用藥者，往往會喜歡在領藥的時候，直接隔著櫃台，詢問發放藥物的藥劑師，從而忽略這個重要角色。當然，還有一些用藥者，乾脆到社區藥房裡，直接問藥。

住院部

接著，鏡頭一轉，我們一起轉移陣地，移師到住院部，認識一下這裡的藥劑師。

這種藥劑師，顧名思義，是針對住院病人，調配藥物。有時候，這種藥劑師，在整個醫療系統裡，主要擔當藥物顧問，提供藥物諮詢，幫助其他醫療專業，例如醫生、護士，解答相關的藥物疑難。

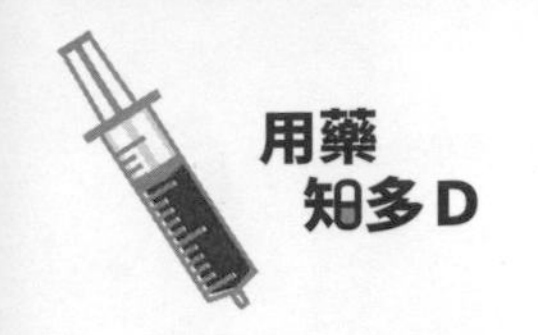

值得一提，一些編制較大的醫院，除了擁有一間藥房作為「旗艦店」外，同時，還可能會擴充業務，設立「分店」，其中一種，稱為衛星藥房（Satellite Pharmacy）。

實際上，一般而言，藥房主要會透過不同的運輸渠道，例如升降機、氣送管、送藥員，將藥物送到醫院各個樓層、各個病房裡。同時，針對不同的情況，藥房還可能會設立衛星藥房，顧名思義，如同人造衛星一樣，遠離地球，升上太空，直接在病房裡，提供藥劑服務。

衛星藥房，主要的目的，當然是分散兵力，分拆業務，紓緩一下藥房的負擔。除此之外，衛星藥房，還可以集中資源，針對一些專科，例如兒科、癌科，提供額外的支援服務，因為相較其他專科而言，這些專科所需要的藥物，可能會較個人化，所以，有時候，可能需要針對個別用藥者的情況，例如體重、肝或腎功能，度身訂造，挑選適合的藥物，計算適量的劑量，治療相關的病症。

特別調劑部

離開住院部後，我們便進入另一個部門——特別調劑部，顧名思義，主要負責調配製劑，自給自足，簡單說，就是「不求人」。

在調配藥物上，有時候，為了針對個別用藥者的情況，照顧個別用藥者的需要，藥劑師可能需要親自操刀，自行調配藥物，簡單說，就是「DIY」。

當然，主要的原因，是因為市面上沒有相同的產品，所以，才會需要人手加工，臨時調配，不然的話，誰會刻意花時間 DIY ？所以，主要的對象，是化療藥物調劑、全靜脈營養調劑這些較個人化的產品。

臨床藥劑師

最後，藥罐子便說一說，還有一種藥劑師，只會在醫院出沒，便是臨床藥劑師。理論上，一般而言，一些規模較大的醫院，會將臨床藥劑師推行到各個分科，讓臨床藥劑師負責一個分科，參與前線的醫療工作，進入病房，按時巡房，並且，跟醫生攜手合作，根據病情，跟醫生建議適合的藥物、劑量、服用方法。

這些，便是藥劑師在醫院所負責的工作，希望大家會對藥罐子這行業，能夠有多一點的認識、多一分的瞭解。

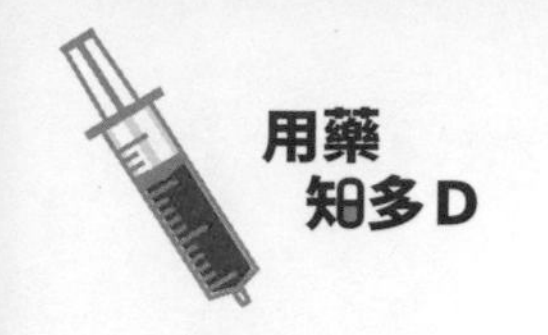

藥劑師知多少(二)：藥房

上一章，藥罐子曾經跟各位看官介紹了藥劑師，到底是一個怎樣的職業，同時，分享了藥劑師在社會上的專業、角色、功能，並且簡述了藥劑師在醫院裡的一些主要工作。

當然，任誰都知道，除了醫院外，還有很多地方，同樣可以看到藥劑師的蹤影。誠然，有藥房的地方，便一定會有藥劑師，這是不爭的事實，但是，有藥房的地方，不一定只是醫院。簡單說，說到藥房，醫院只是其中一個，不是唯一一個，還有一個，不用問，當然是社區藥房。

好吧！現在，藥罐子便在這裡，繼續介紹一下藥劑師這個行業吧！

現在，鏡頭一轉，我們一同走進社區。

其實，說到社區藥房，藥罐子相信，各位看官一定不會陌生。不管是住宅區，還是商業區，不管是公共屋邨，還是私人屋苑，不管是街市，還是商場，大街小巷、街頭巷尾，一般而言，附近總會發現一、兩間社區藥房，走進社區，面對群眾，服務市民，滿足市民的需求，照顧市民的健康。

話是這樣說，無錯。誠然，乍看之下，社區藥房，真的如同便利店一樣，雨後春筍，無孔不入，無處不在。但是，值得一提，根據一般人的認知，社區藥房，是售賣藥物的地方，自自然然，照理說，賣藥的地方，便一定是社區藥房，實際上，這句話，雖不全對，亦不全錯，因為賣藥的地方，不一定是社區藥房。真的要說的話，有時候，社區藥房，往往

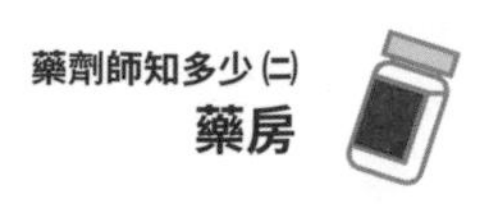

沒有想像中這麼多。

各位看官，看到這裡，可能會感到詫異：

「賣藥的地方，不一定是社區藥房。這是什麼意思？」

實際上，如果仔細留意的話，各位看官，不難發現，除了藥房外，還有一些藥店，同樣能夠售賣藥物，這些藥店，不論是什麼名銜，不管是「藥行」、「藥坊」、「藥妝」，還是「藥業」，總之，一言以蔽之，通通不是「藥房」。

那麼，藥房跟這些藥店，到底有什麼分別呢？

藥房與藥行的分別

唔……暫時姑且撇開藥坊、藥妝、藥業這些新興的藥店不說，一般而言，單是藥房、藥行，兩者最大的分別，主要有以下四個：

❶ 名銜

藥房是藥房，藥行是藥行。

藥罐子相信，看到這裡，對面的看官，一定會破口大罵：

「呻……藥罐子，這一點，任誰都知道，這算是什麼不同？」

對，的確，乍看之下，這句話，真的好像說了等於沒說一樣，儼如一句廢話……

藥罐子的意思是，單是「藥房」、「藥行」這兩個詞語，在法律上，各自有各自的釋義，既不能亂用，更不能互用，所以，藥房只會是藥房，藥行只會是藥行。一字之差，便可以表達兩種截然不同的東西。

其實，根據《香港法例》第138章〈藥劑業及毒藥條例〉，藥房、藥行，真正的身分，分別是「獲授權毒藥銷售商(Authorized Seller of Poisons, ASP)」、「列載毒藥銷售商(Listed Seller of Poisons, LSP)」。

在法律上，這兩個詞語，擁有不同的地位，並不是隨便能夠使用的。簡單說，只有獲授權毒藥銷售商才能夠稱為藥房，所以，不管是藥房、中藥房、西藥房、中西藥房、大藥房，還是中西大藥房，藥房還是藥房，這點，應該不會錯。

❷ 藥劑師

藥房有藥劑師，藥行沒有藥劑師。

同時，根據《香港法例》第138章〈藥劑業及毒藥條例〉，藥房必須擁有一名註冊藥劑師，參與銷售一些藥物的工作，例如監督售賣藥物(Drug under Supervised Sales)、處方藥物(Prescription Drug)。

這就是說，有藥房的地方，便一定會有藥劑師。反過來，除非藥劑師自願，否則，在正常的情況下，藥行是沒有藥劑師的。

❸ Rx 標誌

藥房可以使用「Rx」這個標誌，藥行不可以。

根據《香港法例》第138章〈藥劑業及毒藥條例〉，只有獲授權毒藥銷售商才能夠在藥房裡展示「Rx」這個標誌，作為招徠，吸引顧客。

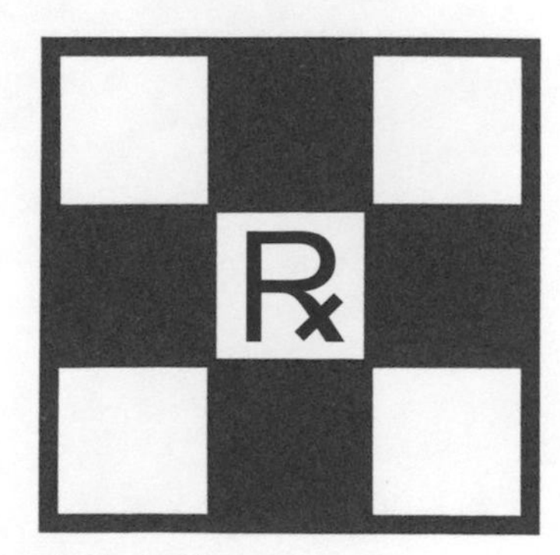

▲ Rx 標誌

這就是說，有圖有真相，單是看一

看招牌，如果掛上「Rx」這個牌面的話，不用問，這一定是藥房，不是藥行。

❹ 藥物的種類

相較藥行而言，藥房可以售賣的藥物，種類較多，限制較少。

這個，不難理解。跟藥行不同，藥房因為擁有藥劑師，所以，能夠售賣監督售賣藥物、處方藥物。反過來，藥行因為沒有藥劑師，所以，在銷售藥物上，種類較少，限制較大，只能銷售第 2 部毒藥、非毒藥，例如撲熱息痛（Paracetamol / Acetaminophen）（一種退燒止痛藥）、Chlorpheniramine（一種收鼻水藥）、Phenylephrine（一種通鼻塞藥）等等，用來治療一些簡單的病症，紓緩一些輕微的症狀。

社區藥劑師

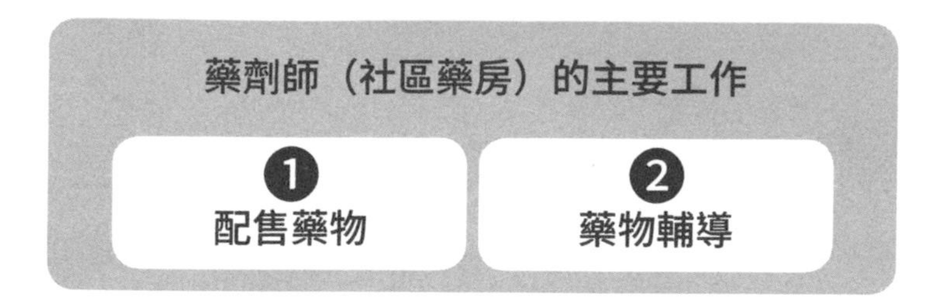

那麼，實際上，社區藥劑師的工作，到底是什麼？

一般而言，在社區藥房裡，藥劑師的工作，主要有以下兩個：

❶ 配售藥物

這個，不難理解。姑且撇開其他不說，藥房，作為零售業，其中一項服務，當然是配藥。

配藥，一般而言，主要分為以下兩種情況：

第一，主動配藥。人們會以當事人（代言人）的身分前來，說出自己（用藥者）的問題，描述自己（用藥者）的病情，形容自己（用藥者）的症狀，然後，社區藥劑師便會根據這些資料，歸納、分析、整合，度身訂造，挑選適當的藥物，調配適合的清單，有怎樣的症狀，便調配怎樣的藥物，簡單說，就是「對症下藥」。

第二，被動配藥。人們會拿著一包包的藥袋前來，不管是從醫院、診所，還是從其他藥房領回來的，問社區藥劑師有沒有這些藥，然後，有怎樣的藥物，便調配怎樣的藥物，簡單說，就是「照單執藥」。

❷ 藥物輔導

一般而言，不管是醫院、診所，還是其他藥房，一些用藥者可能會帶著一包包的藥物，前往社區藥房，諮詢一下藥劑師，關於這些藥物的適應症、服用方法、副作用、注意事項。

這些，便是社區藥劑師的主要工作。

最後，補充一點：

其實，還有很多地方，同樣可以看到藥劑師的蹤影，例如藥廠，只是因為相較醫院、藥房而言，大家未必能夠親自接觸這些同業，所以，請容許藥罐子在這裡暫時不多加贅述，如果有機會的話，藥罐子便繼續跟大家分享一下吧！

有藥房的地方，便一定會有藥劑師。

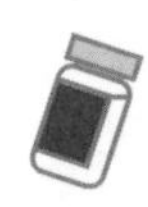

如何辨別社區藥房的藥劑師？

在正式討論前，藥罐子首先說一個故事，作為引子。

《莊子》在〈田子方〉裡，提到這個故事，內容是這樣的：

莊子見魯哀公。哀公曰：「魯多儒士，少為先生方者。」莊子曰：「魯少儒。」哀公曰：「舉魯國而儒服，何謂少乎？」莊子曰：「周聞之：儒者冠圜冠者，知天時；履句屨者，知地形；緩佩玦者，事至而斷。君子有其道者，未必為其服也；為其服者，未必知其道也。公固以為不然，何不號於國中曰『無此道而為此服者，其罪死』？」於是哀公號之五日，而魯國無敢儒服者。獨有一丈夫儒服而立乎公門，公即召而問以國事，千轉萬變而不窮。莊子曰：「以魯國而儒者一人耳，可謂多乎？」

大意是說：

有一天，莊子閒來無事，覲見魯哀公。魯哀公便跟莊子說：「唉呀！先生，我們魯國，很多人信奉儒家思想，但是，沒有多少人信奉你的道家思想，看你的網誌，讚你的專頁，做你的粉絲。」

這時候，莊子既明示，又暗喻魯哀公，反駁說：「唉呀！你這個魯國，其實沒有這麼多『儒』！」

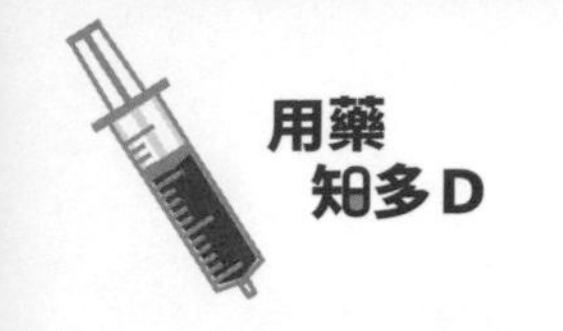

魯哀公聽後，不太高興，便說：「我整個魯國，舉國上下，國民一身儒服，由是觀之，我國的著名特產，便是『儒』！先生，你竟然說，我這個國家沒有這麼多『儒』？」

莊子便繼續說：「請恕在下孤陋寡聞，我只是聽說，在儒服裡，圓帽表示懂得天文，方鞋表示通曉地理，五色絲帶玉佩表示英明果斷！但是，擁有這種能耐的『儒』，未必會穿這套儒服，反過來，穿儒服的，未必真的會擁有這種能耐。你如果不同意的話，何不直接頒令『沒有這種實力，但是膽敢身穿儒服，涉嫌提供虛假學歷，罪犯欺君，其罪可誅，一律判以死刑！』」於是，魯哀公便頒佈命令，五天後，整個魯國，沒有人再敢穿儒服了，全國上下，只剩下一個人穿著儒服上朝，魯哀公便傳召這個人，詢問國家大事，結果，一一對答如流。

莊子便說：「唉呀！我不是說了嗎？你們整個魯國，就是只有一個『儒』，這樣的話，還算多嗎？多儒、多儒，不是多餘嗎？」這個人，據聞是孔子，但是，這並非本文的重點。

這個故事，寓意很簡單：穿儒服的，未必是儒家門徒，同理，穿白袍的，未必是藥劑師。當然，不穿白袍的，未必不是藥劑師，真人不露相，此之謂也。

現在，一些社區藥房，除了藥劑師外，還可能會有中醫師、營養師，分別提供中醫診症、營養諮詢這些服務，本來，服務多元化，問題不大，問題是，當他們穿同一款白袍，在同一間店鋪的時候，有時候，人們便可能會較難分辨，到底誰是誰。

說真的，要分辨社區藥房裡的藥劑師，其實不難，其中一個簡單的方法，便是看一看懸掛在藥房裡的藥劑師註冊證明書，因為，根據《香港法例》第138章〈藥劑業及毒藥條例〉，社區藥房必須在一個顯眼的位置，擺放當值藥劑師的註冊證明書，這張註冊證明書，附有藥劑師的照片，這樣的話，人們便會較容易分辨出社區藥房裡的藥劑師。

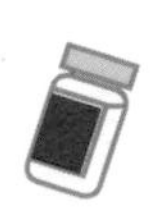

但是，請注意，藥罐子只是說「較容易」分辨出社區藥房裡的藥劑師而已，因為這張照片，只是照片，不是近照！

各位聰明的看官，看到這裡，一定明白，相片這東西，有時候，很難作準，有圖未必有真相，化妝前跟化妝後，薄粉濃脂（劉克莊《漢宮春》），樣貌已經可以判若兩人；十年前跟十年後，滄海桑田，相貌已經可以天差地遠，頭童齒豁，鬢眉交白，更加是一件平常不過的事情。有時候，根本很難從相中人裡判斷眼前人。

所以，藥罐子要說的，不是相片，而是姓名！

對，相片這東西，可以修，可以改，同時，相貌這東西，可以老，可以整，但是，相較而言，姓名這東西，這個姓名便是這個姓名，一筆不加，一畫不減，除非改名，否則不會改變，所以，辨別一個人，姓名是最簡單、直接、有效的方法。

當然，你可以說，同名同姓，大有人在，但是，同一個地方，同一間藥房，這個機率，應該不會很大吧？

絕頂聰明的看官，看到這裡，應該知道，藥罐子以上所說的，全部都是廢話！

其實，步進社區藥房裡，只要大開金口，直接問一問店員，不就知道誰是藥劑師嗎？

最後，倒帶一下，說回《莊子》這個故事：

認識莊子的人，一定知道，莊子說的話，不會這麼淺。莊子想說的，是「知天時」、「知地形」、「事至而斷」的「儒」，其實，少之又少，不是嗎？

其實，「專業」愈分愈專，愈走愈窄，大勢所趨，理所當然。因為學術的分化與深化，必然導致專化。分了，便不會合了。

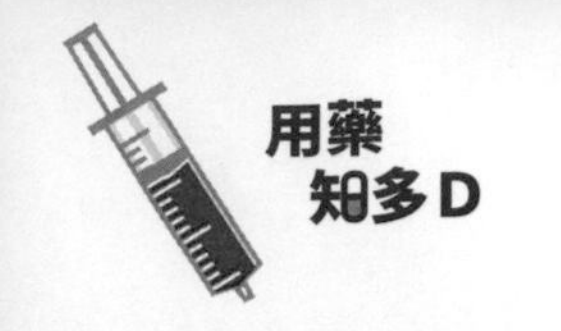

《莊子》在〈天下〉裡，說：

> 百家往而不反，必不合矣。後世之學者，不幸不見天地之純，古人之大體，道術將為天下裂。

學術愈來愈深，只會愈走愈窄，然後，不同學派便會互相攻擊、批評，否定其他學派的學說，這樣，將來沒有人可以體會「天地之純，古人之大體」。

現在，資訊爆炸，學科各有專精，博古通今，已經沒有可能。雖然不能全知全能，但是，藥罐子深信，謙卑的態度，總是有可能的。

社區藥房必須在一個顯眼的位置，擺放當值藥劑師的註冊證明書，這張註冊證明書，附有藥劑師的照片，這樣的話，人們便會較容易分辨出社區藥房裡的藥劑師。

配藥小貼士

日常生活裡，不少市民會前往社區藥房配藥。

當然，毫無疑問，社區藥房，是售賣藥物的地方，所以，自自然然，其中一項服務，當然是配藥。

配藥，一般而言，主要分為以下兩種：

❶ 主動配藥

人們會以當事人（代言人）的身分前來，說出自己（用藥者）的問題，描述自己（用藥者）的病情，形容自己（用藥者）的症狀。

這時候，藥房便會根據這些資料，歸納、分析、整合，度身訂造，挑選適當的藥物，調配適合的清單，從而提供個人化的配藥服務，有怎樣的症狀，便調配怎樣的藥物。簡單說，就是「對症下藥」。

一般而言，主動配藥，基本上，問題還是不大。因為一間藥房，多多少少，一定會準備各種不同種類的常用藥物，例如退燒藥、止痛藥、傷風感冒藥、胃藥等等，不管是作為居家自用的看門口藥，還是作為外出備用的平安藥，務求能夠提供最完善的藥物，服務每一個用藥者。

唯一值得注意的，是用藥者必須清晰表達自己的情況，明確點出自己的需要，因為藥房始終不是醫院、診所，沒有診症服務，所以，在相當程度上，只能依靠用藥者提供資料，作為參考，然後，根據這些線索，制訂一份適合的藥物清單，主動配藥。

配藥前，請明確告訴藥房，用藥者有沒有「藥物敏感（Drug Allergy）」的問題。

當然，有時候，藥房可能會主動詢問用藥者的情況，透過一系列的問題，一問一答，目的在引導用藥者提供重要的資料，幫助用藥者點出實際的需要，從而掌握關鍵的線索，進一步了解用藥者的具體情況，輔助配藥的工作。

還有，最重要的，是在配藥前，請明確告訴藥房，用藥者有沒有「藥物敏感（Drug Allergy）」的問題。

藥物敏感，顧名思義，是指使用藥物後，隨之而來的一些「反應過敏」現象。同時，藥物敏感，因人而異，完完全全是個人反應，所以，簡單說，就是用藥者跟藥物「八字不合」。這時候，如果用藥者真的對一些藥物產生過敏的話，藥房便可能需要調整用藥策略，避重就輕，避免出現藥物敏感的風險。

記住，這是十分重要的，因為只有你們知道用藥者的過敏記錄，所以，如果有藥物敏感的話，在配藥前，請告訴藥劑師這項情報。

❷ 被動配藥

人們會拿著一包包的藥袋前來，不管是從醫院、診所，還是從其他藥房領回來的，問藥房有沒有這些藥，然後，有怎樣的藥物，便調配怎樣的藥物，簡單說，就是「照單執藥」。

相較而言，被動配藥，一般較難，主要的原因，有以下兩個：

第一，市面上，香港至少有不下數萬種形形色色、林林總總的註冊藥物，不管是理論上，還是實際上，不管是商業上的考量，還是實際上的運作，一間藥房，根本不可能貯存所有藥物。當然，照理說，一間藥房，可能會存入一些較常用的藥物，例如退燒止痛藥，用來滿足用藥者的需求，照顧用藥者的健康。但是，這些常用藥物，往往是藥廠的寵兒，所謂，一家女百家求，同理，一家藥百家做，這樣的話，一種藥便可能會出現多種牌子，更有甚者，一間藥廠，針對這些常用藥物，同時還可能會生產多種劑量、多種配方，所以，單是一種退燒止痛藥，便可能已經衍生出幾十種同類產品，最後，大大增加這些藥物的多樣性，從而大大增加被動配藥的難度。

這就是說，有時候，被動配藥，真的如同抽獎一樣，不僅是抽獎，還是抽大獎，在相當程度上，成敗的關鍵，往往取決於用藥者的命數、運氣，如同大海撈針一樣，難免會一波三折，但是，凡事有法有破。

其實，只要用藥者同意的話，有時候，面對用藥者手上的藥物，藥房雖然未必會存放這種藥物的樣版，但是，可能會存放含有相同藥用成分的非專利藥，因為當一種藥過了專利期後，很多藥廠便可以製造含有相同成分的藥物。只是，大小可以不同，形狀可以不同，顏色可以不同。這樣，同一種成分，使用不同的牌子，還是可以解決用藥者的疑難。

第二，用藥者只是拿著一粒粒藥過來，連一些標示都沒有，俗稱「無字無花」，沒有藥物標籤，藥房便很難分辨藥物的有效成分，從而提供適切的配藥服務。

其實，市面上，實在有太多大小、形狀、顏色十分相似的藥物，如果沒有一個明確、清晰的藥物標籤的話，基於保障用藥者的安全，藥房實在不能、不該、不敢推敲其中的有效成分，不宜妄下判斷。在這個情況下，藥房實在不能照單執藥，調配用藥者手上的藥物。

所以，各位用藥者在配藥的時候，除了攜帶藥物外，最重要的，還是藥名！實際上，就算沒有藥物，單是藥名，便已經綽綽有餘，方便藥房配藥。

同一種成分，使用不同的牌子，還是可以解決用藥者的疑難。

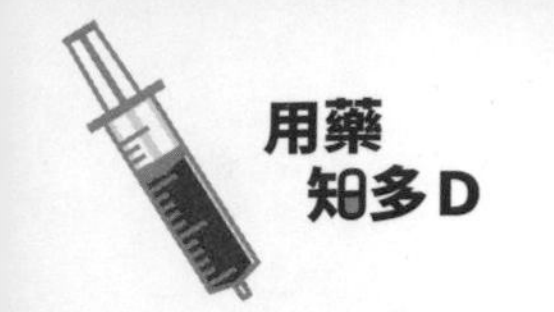

當然，如果是排裝藥物的話，在背後一般會附上藥物的有效成分，所以，就算不知道藥名，一般而言，問題還是不大，但是，大前提是這個藥名沒有被「啪」走、剪走；如果是散裝藥物的話，便真的需要攜帶附有藥物標籤的藥袋了。

除了攜帶藥物外，最重要的，還是藥名！實際上，就算沒有藥物，單是藥名，便已經綽綽有餘，方便藥房配藥。

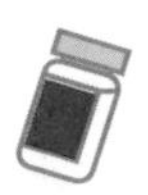

價錢牌上的神秘代號？

有時候，大家在社區藥房買東西的時候，不知道有沒有發現，貼在貨品上的價錢標籤（俗稱「打價紙」），除了標示貨品的售價外，同時還可能會標示出一組組讓人摸不著頭腦的英文字母，表面上，完全看不出是什麼意思，如同暗號一樣，實在讓人百思不得其解，很難猜出一個所以然出來。不管是 HK、RMB、US、EU，還是 JP，就是看不懂這些英文字母，到底跟這件貨品有什麼關聯。

其實，這些英文字母，在相當程度上，的確是一種暗號，同時，真的跟這件貨品存在一種微妙的關係。

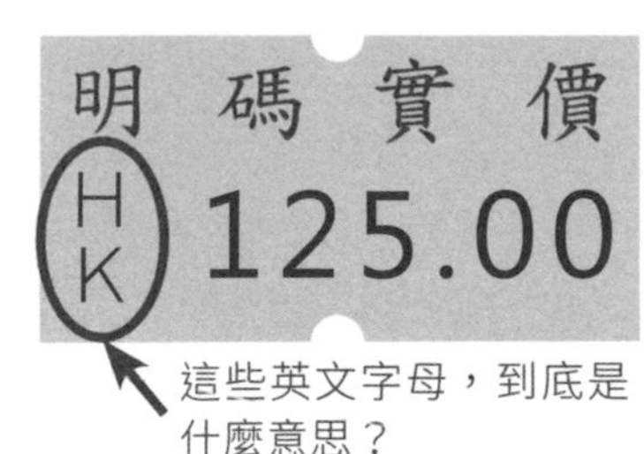

這些英文字母，到底是什麼意思？

那麼，這些英文字母，到底是什麼意思？

其實，這些英文字母，只是一種「代號」，所謂「代號」，簡單說，如同摩斯密碼一樣，就是一堆符號，各自代表不同的意思，然後，透過不同的排列、組合，表達一種新的意思，從表面上，完全看不出端倪，必須透過相關的解讀表，解一解讀，翻一翻譯，才能明白這些代號背後的真正意思，簡單說，就是「我看的懂，你看不懂」。說真的，這種代號，除了藥房外，同樣可能會在其他商店裡出現。

究其根本，這些代號，只不過是代表一些數字而已。當然，姑且撇開藥房不說，在商業上，說到數字，自然便離不開價錢。

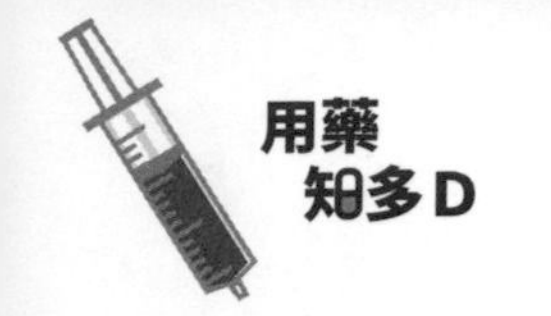

對！這些代號，在大部分的情況下，便可能代表以下其中一種意思：

第一，來貨價，簡單說，就是「這件貨品本來是多少錢」。

第二，最低售價，俗稱「底價」，簡單說，賣歸賣，無論如何，就是不能低於這個價錢。

不管是來貨價，還是最低售價，兩者同樣反映一個很重要的概念，就是兩個字：「底線」。

撇開一些連鎖店不說，藥罐子相信，除了藥房外，各位看倌，如果曾經在一些商店購物的話，一定會知道，有時候，這些商店是可以討價還價的，簡單說，就是「議價」。

不過，站在賣方的角度上，議價歸議價，殺價歸殺價，但是，在正常的情況下，最重要的大前提，當然是絕對不能賠本！對吧？

問題是，從前零售業還沒有步向數碼化、電子化，一間商店裡的貨品千萬種，而且，價格隨時浮動，可升可跌，單靠記憶，一時三刻，實在未必能夠牢記每種貨品的來貨價，從而釐定最低售價。如果需要逐一查看每種貨品的相關資料的話，在沒有電腦的情況下，往往十分困難，總不能每次都要翻一翻價目單吧？

還有，就算真的有電腦，也不見得是一件容易的事情。因為，在零售業裡，電腦同時還可能兼顧其他用途，例如文書工作，未必能夠隨時騰空出來，供人們查找相關的資料。

所以，有時候，一些零售店便乾脆在每次進貨的時候，預先將來貨價，或者最低售價，連同標價，一同列在價錢標籤上，讓自己能夠立刻知道自己的底線，方便自己跟顧客討價還價。反正，收貨的時候，一定會附上單據，單據裡面一定會標示來貨價。但是，這些商業機密，當然不能大剌剌的寫出來，所以，人們便想到運用一些代號，代替這些數字，解決這些問題。

至於，在符號的選擇上，最理想的，當然是阿拉伯數字，因為這是國際語言，任誰都看的懂，可是，偏偏不能用！那麼，退而求其次，第二種較可能的符號，應該是英文字母，不但容易書寫，而且，用二十六個英文字母代表十個阿拉伯數字，綽綽有餘，在使用上，不但簡單，而且方便，自然是不二之選。

這便是民間的一種傳統智慧。

當然，請不要問藥罐子這個英文字母代表什麼數字，那個英文字母代表什麼數字，要知道，每一間商店，各自擁有自己的一套暗碼，沒有解讀表，外人根本無從稽考。

最後，看過這篇文章後，藥罐子不希望大家煞有其事，更加不希望大家刻意花時間鑽研這些代號背後的意思，一來不可能，二來沒意思。

有時候，想太多，弄的自己在購物的時候，疑神疑鬼、左搖右擺，老是擔心自己殺多、殺少，明明已經殺到一個不錯的價錢，卻仍然深信「只有買貴」，老是想著對方到底賺自己多少錢，結果，殺來殺去，除了弄的自己悶悶不樂外，如果殺的太狠的話，傷了和氣，殺價不成，對方連賣都不肯賣，還可能會弄的雙方不歡而散，大可不必。其實，買賣之道，貴在點到即止，只要這東西，買家覺得需要買、喜歡買，價錢接受得到、負擔得起，在合理的範圍內，沒有超出自己的預算，簡單說，便是四個字：「物有所值」，便是了。

這些代號，在大部分的情況下，便可能代表以下其中一種意思：

第一，來貨價。

第二，最低售價。

購物，應該要開心吧？

自己歡喜，固然好，但是，皆大歡喜，更加好。

人生嘛，最重要的，還是高興。一切，高興便好。

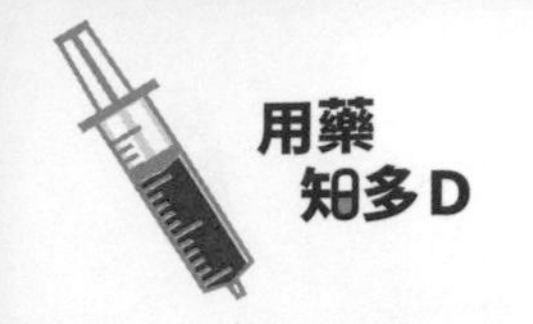

買藥慳錢攻略

上一章，藥罐子曾經提過，一些藥房，往往會運用一些英文字母，取代數字，將一些敏感資料，例如來貨價、最低售價，連同標價，一同標示在價錢標籤上，作為底線，方便自己跟顧客討價還價。

但是，藥罐子並不鼓勵大家絞盡腦汁，推敲這些代號背後的意思，一來不可能，二來沒意思。

其實，議價，還有很多方法。

今天，藥罐子便在這裡跟各位看官分享一下一些精打細算的方法，讓大家能夠用最少的成本，購買最多的貨品，做一個精明的消費者。

首先，藥罐子強調一下，買賣這玩意，其實沒有絕對的輸贏，因為輸贏本來便是一個主觀的概念。這就是說，我贏，不代表你輸；你輸，不代表我贏。

這話怎麼解？

舉例說，站在顧客的角度上，能夠殺到一個不錯的價格，撿到便宜貨，固然是贏，但是，站在藥房的角度上，這一回少賺一點，換取顧客的好感，雙方建立良好的關係，然後，漸漸取得顧客的信任，慢慢建立自己的口碑，作為招徠，吸引其他顧客，達到宣傳的效果，這樣子，拋磚引玉，難道是輸嗎？

所以，買賣之道，永遠追求雙贏，因為雙方只是各取所需，簡單說，

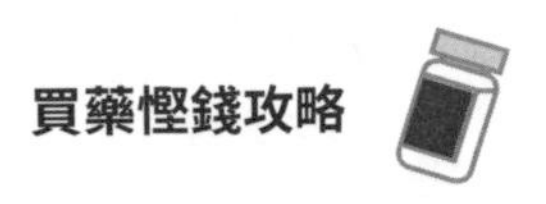

只要大家贏的東西根本不一樣，便是雙贏。當然，如果殺的太狠的話，殺到人家回不了本、回不了家，最後，連賣都不敢賣給你，這便是雙輸。

買賣之道，貴在點到即止，就是這個道理。

所以，與其說「殺價」，倒不如說「議價」，沒有一種殺氣騰騰的味道，感覺上，總是貼切一點。

好吧！說回正題，根據經驗，一般而言，議價的方法，主要有以下三個：

❶ 只看成分 不看牌子	❷ 試用價	❸ 多買多慳 多買多送

❶ 只看成分，不看牌子

這是一個最簡單、直接的方法。

其實，當一種藥過了專利期後，其他藥廠便可以製造含有相同成分的藥物。所謂，一家藥百家做，不難想像，百家自有百家的製法。所以，在外觀上，專利藥、非專利藥，大小可以不同，形狀可以不同，顏色可以不同，只是，藥用成分一定相同。

這就是說，同一種成分，往往可能會出現不同的牌子。

當然，在商業上，當一種藥不再是「獨家代理」的時候，其他同類產品便會應運而生，在相當程度上，便會帶來同業的競爭。競爭的結果，除了可能會提高貨品的質素外，同時還可能會降低貨品的價格，目的在加強產品競爭力，增加市場佔有率。

實際上，一些常用的藥物，例如退燒藥、止痛藥、傷風感冒藥、胃藥，除了專利藥外，還有很多非專利藥，往往不下數十種，任君選擇。

當然，真正的重點，不是到底應該選擇專利藥，還是非專利藥，因為，有時候，相較非專利藥而言，專利藥的價格不一定較貴，同時，相較專利藥而言，非專利藥的質素不一定較佳，所以，兩者各有千秋，很難一概而論。

其實，藥罐子在這裡，強調的是心態。當你抱持一種開放態度的時候，只看成分，不看牌子，不拘泥、不執著，便會增加自己的選項，從而能夠貨比三家，挑選較划算的產品。

❷ 試用價

一般而言，如果是第一次的話，心裡還在猶豫不決，到底買，還是不買，這時候，藥房大多會願意讓步，減一減價，作為試用價，目的在給對方一個合理的理由，推一推，試一試用，看一看，合不合用，從而大大增加成交的機會。

當然，各位看官，看到這裡，可能會說：

「唉呀！藥罐子！既然是試用價，可一不可再，那麼，豈不是只有一次減價的機會嗎？」

對，乍看之下，機會好像只有一次，但是，別忘記，藥房願意減價，減到這個價格，在相當程度上，便表示這個價格，是「藥房能夠接受得到的價格」。不然的話，在一般的情況下，如果賺了等於沒賺的話，藥房怎會拋出這個價格，作為誘餌呢？

這就是說，撇開其他成本不說，例如租金、薪金，只要來貨價沒有上漲的話，理論上，這個價格，今天可以是試用價，難道明天就不可以是優惠價嗎？所以，一般而言，問題應該不大。

❸ 多買多慳，多買多送

這個，倒是不難理解。因為盈利除了取決於一買一賣的差額外，還取決於銷售的數量，所以，薄利多銷，自古皆然，目的在透過數量，拉上補下，彌補差價。其實，就算是一些連鎖店，有時候，同樣可能會推出這些優惠，多買多慳，多買多送，在相當程度上，便是這個道理。

所以，如果過往曾經買過、用過一些產品的話，覺得效果不錯，同時需要長期使用，例如保健產品，不妨嘗試多買一些，反正總會用得上，利用數量，作為一種誘餌，作為一種籌碼，爭取一個較便宜的價格。

其中，最重要的大前提是，在購買前，仔細留意一下貨品的有效日期，計算一下相關的數量，目的在給予自己足夠的時間，使用相關的產品，從而減少出現過期的機會。

當然，如果是一些暢銷貨的話，例如嬰兒奶粉，藥房不愁銷路，這時候，這個價格便是這個價格，鐵價不二，多買並不一定能夠保證多慳。

其實，以上只是一些建議，純粹個人經驗之談，並不能保證真的有效，但是，作為一些心得，拿出來跟大家分享一下，個人覺得，倒是無妨。

最後，聰明的看官，一定知道，這些建議，同樣適用於其他商店、貨品上。

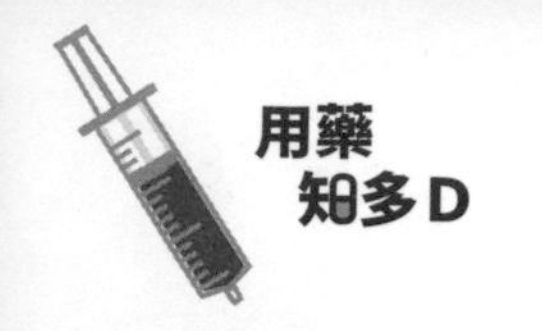

藥劑製品上的神秘號碼？

有時候，各位看官，如果仔細觀察的話，可能會發現，在藥物的包裝外盒上，大多會印上一個由「HK」這兩個英文字母跟五個阿拉伯數字所組成的一組編號，例如「HK-12345」。

首先，不用問，「HK」當然代表「香港」，這點，應該不會錯。

那麼，「HK」後面的這組數字，又代表什麼意思？

藥物註冊編號？

其實，這組數字，是這種藥物的註冊編號，就像身分證號碼一樣，每個人各自擁有一個屬於自己的身分證號碼，同理，每種藥同樣各自擁有一個與眾不同的註冊編號，而且，就算是同一種藥物，不同的劑型、不同的劑量，還是分別會批出不同的註冊編號。

實際上，根據《香港法例》第138章〈藥劑業及毒藥條例〉，所有藥劑製品（Pharmaceutical Product），必須跟香港藥劑業及毒藥管理局（Pharmacy and Poisons Board of Hong Kong）註冊，才能在香港合法銷售。

藥物需要註冊，主要的目的，在除了跟政府表示「我來了」外，還在確保藥物能夠符合安全（Safety）、療效（Efficacy）、質量（Quality）的相關要求，達到一定的標準，從而保障用藥者的權益。

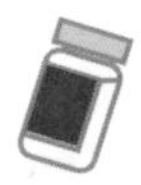

沒有藥物註冊編號？

各位看倌，看到這裡，可能會問：

「藥罐子，如果沒有這組編號的話，又代表什麼？」

唔……各位看倌，可能會想到，一般而言，這種情況，主要離不開以下兩種可能：

❶ 這不是藥

藥物的註冊制度，當然只是適用於藥物，那麼，如果不是藥物的話，自然便不需要這組註冊編號。對吧？

簡單說，這不是藥，但是，正確一點說，這不是西藥。

這話怎麼解？

其實，在香港，說到藥，別忘記，除了西藥外，還有中藥。

實際上，這兩種不同的藥物，各自有不同的註冊制度，簡單說，中藥有中藥的註冊編號，西藥有西藥的註冊編號，兩者不能混為一談。

其中，根據《香港法例》第 549 章〈中醫藥條例〉，中成藥便已經有兩組不同的註冊編號，分別是「HKC」、「HKP」這兩組不同的英文字母，各自跟五個阿拉伯數字所組成的兩組編號，例如「HKC-12345」、「HKP-12345」，分別代表香港註冊的中成藥、香港過渡性註冊的中成藥。

同時，除了中成藥之外，一些保健產品，還可能會根據《香港法例》第 132W 章〈食物及藥物（成分組合及標籤）規例〉的相關修訂，不是印上註冊編號，而是附上營養標籤，俗稱「7+1」營養標籤，標示 7 種指定營養素（蛋白質、碳水化合物、總脂肪、飽和脂肪、反式脂肪、鈉、糖）和能量的含量。

❷ 這是藥，但是，沒有在香港註冊

誠然，香港的法律，當然只是適用於香港，所以，這組註冊編號，自然不適用於香港以外的藥物。

當然，理論上，沒有這組註冊編號，在相當程度上，自然便不能在香港合法銷售。但是，凡事總會有例外。

其中，如果這種藥是「由註冊醫生或註冊牙醫為治療某特定病人而管有或將會使用，或由註冊獸醫為治療某特定動物而管有或將會使用（《藥劑業及毒藥規例》第 138 章）」的話，便是其中一個例外。

簡單說，如果一個醫生、牙醫、獸醫為了治療一個指名的用藥者，不分人畜，需要一種指名的藥，但是，這種藥沒有在香港註冊，需要進口，這樣的話，便可以特事特辦，酌情處理，在沒有註冊的情況下，仍然可以合法使用這種藥，治療這個用藥者。

所有藥劑製品（Pharmaceutical Product），必須跟香港藥劑業及毒藥管理局（Pharmacy and Poisons Board of Hong Kong）註冊，才能在香港合法銷售。

藥名原來大有玄機？

藥名，看似平平無奇，但是，背後原來大有玄機……

最近，有人問藥罐子這個問題：

「唉呀！藥罐子，我想請問一下『Chlorpheniramine Maleate』跟『Chlorpheniramine』有什麼分別？」

唔……這個問題，一句話便可以結案了。

真正的答案是……

兩者所說的，其實是同一種東西，所以，原則上，兩者可以劃上等號。

在這個例子裡，所謂「Maleate」，在化學上，只是一種有機酸鹽，沒有藥性，主要的用途，在跟 Chlorpheniramine 結合成為一種化學鹽，在相當程度上，可以說是 Chlorpheniramine 的載體。

簡單說，Chlorpheniramine 是信件，Maleate 是信封。所以，有時候，一些醫護人員在寫這種藥的時候，可能會直接省略這個「Maleate」不寫，便是這個道理。

好！結案……

當然，這篇文章不會這樣草草結案。

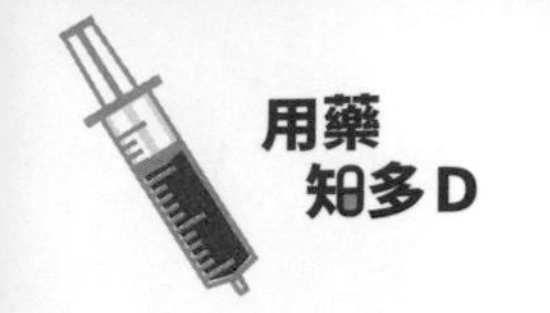

對，如果是 Chlorpheniramine Maleate 的話，這個「Maleate」，的確，真的好像寫了等於沒寫一樣，未必畫蛇添足，但是，總是覺得有點多此一舉。

問題是，如果是其他藥的話，結合其他鹽，情況會不會相同呢？

簡單說，其實，這些鹽，到底有沒有什麼影響？

這個，便要視乎情況而定了。

如上文所述，所謂的鹽，只是一個載體，只是一個信封，理論上，不管是大信封，還是小信封，只要隨便找一個能夠容得下這份信件的信封的話，便是一個好信封，已經能夠發揮承載的功能，不是嗎？

對！所以，在大部分的情況下，不論是什麼鹽，只要能夠跟這個藥物結合的話，問題不大。

當然，話是這樣說，無錯，但是，凡事總會有一些例外，還是會有小部分的情況的。

有時候，一種藥如果搭配不同的鹽的話，在藥效上，還是可能會出現差異的。

舉例說，Diclofenac，作為一種常用的非類固醇消炎止痛藥（Non-steroidal Anti-inflammatory Drugs, NSAIDs），主要的鹽類，分別是鈉（Sodium）、鉀（Potassium）兩種。其中，相較鈉鹽而言，一般宣稱，鉀鹽的水溶性較大，較容易釋放藥物出來，促進吸收，所以，吸收率較快，藥效自然會較快（請注意，是快，不是多），從而迅速發揮藥效，可能較適用於需要快速見效的痛症。[1]

同時，姑且撇開這些鹽會不會影響藥物的藥效，單是這些鹽，在治療上，往往可能佔了一個十分重要的角色，不容等閒視之。

舉例說，如果是鈉鹽的話，因為在人體內，鈉跟水分是同步運輸的，簡單說，水跟著鈉走，鈉在水在，鈉亡水亡，鈉多水多，鈉少水少，所以，增加鈉鹽的攝取，水分便會跟著鈉，積累在體內，理論上，便可能會升高血壓。如果是高血壓人士的話，便可能需要格外留意，評估一下實際的鈉含量，從而控制鈉的攝取，幫助控制血壓。

所謂的鹽，只是一個載體，只是一個信封，理論上，不管是大信封，還是小信封，只要隨便找一個能夠容得下這份信件的信封的話，便是一個好信封，已經能夠發揮承載的功能。

Reference

[1] Chuasuwan B., *et al*. Biowaiver monographs for immediate release solid oral dosage forms: Diclofenac sodium and diclofenac potassium. *J Pharm Sci*. 2009:98(4):1206-1219.

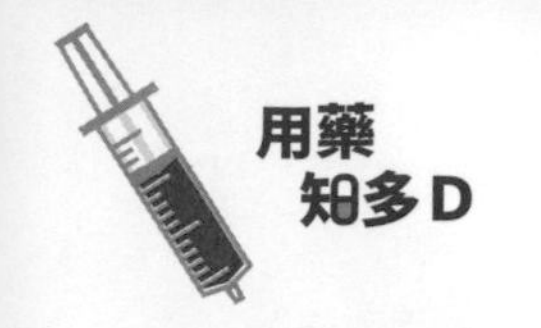

來吧！破解藥名後面的勳銜！

大家到社區藥房購買一些成藥的時候，看一看外面的包裝盒，翻一翻裡面的說明書，可能會發現，其中「成分」一欄，固然會標示相關的成分、劑量，但是，有時候，在成分的後面，還可能會標示出一組奇奇怪怪的英文大階縮寫，例如「B.P.」、「J.P.」、「U.S.P.」。

舉例說，大家在購買一些眼藥水的時候，看一看裡面的成分，可能會看到「Chlorpheniramine Maleate J.P.」這個名字。當然，「Chlorpheniramine Maleate」是一種抗組織胺（Antihistamine），用來紓緩眼睛過敏的症狀，例如痕癢，這點，絕對沒有錯，但是，後面的「J.P.」，唔……難道連藥都可以冠上「太平紳士」這個勳銜，作為一種身分的象徵嗎？

當然，藥又不是人，何來太平紳士呢？

所以，真正的答案，當然不是指太平紳士。

那麼，這些勳銜，到底是什麼意思？

其實，這些縮寫，並不奇怪，究其根本，只是一些藥典（Pharmacopoeia）的簡寫，例如 J.P.，便是指日本藥典，全寫是「Japanese Pharmacopoeia」，當然，國有國法，家有家規，常言道，家家有本難唸的經，國國自然也會有本難唸的典。對，無錯，除了日本藥典外，世界還有很多不同的藥典，例如英國藥典（British Pharmacopoeia,

B.P.）、美國藥典（United States Pharmacopoeia, U.S.P.），族繁不及備載。

那麼，藥典又是什麼？

所謂「藥典」，不難想像，既然稱為「藥」，內容當然離不開藥物；既然稱為「典」，自然是一本具有權威性、認受性的書。

實際上，在內容上，雖然各國的藥典各有不同，但是，基本上，大多收錄當地常用的藥物成分、藥用輔料（Excipient）、複方組合，並記載相關的基本資料，例如化學名稱、化學結構、外觀、溶點、沸點、貯存方法，同時列載相關的檢測標準，例如鑑別、鑑定、鑑證的測量方法，在相當程度上，可以作為一種質量控制的參考依據，讓藥物在質、量上得到保證。

簡單說，這些藥典，如同一本圖鑑一樣，在編輯上，採取「海納百川，有容乃大」的方針，保持高度自主，秉持客觀、中立的原則，這就是說，不問有沒有效，不問安不安全，只要是藥，便可能會納入這本圖鑑裡。

所以，真的要說的話，在調配上，這些藥物，如果符合相關藥典規範的話，便可以在藥名的後面冠上相關藥典的勳銜，但是，一般而言，這只是代表「真金不怕洪爐火」而已，金就是金，不會魚目混珠；多少K就是多少K，不會偷工減料，至於，裡面的金，到底是黃金，還是黑金，這個便不得而知了。

這些縮寫，只是一些藥典（Pharmacopoeia）的簡寫。

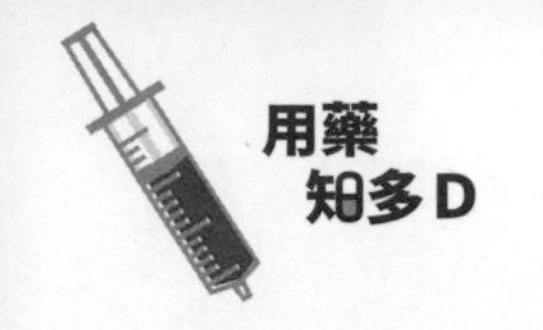

來吧！破解 醫生紙上的暗號！

大家到醫院、診所求醫後，往往會拿著一張張的處方箋（俗稱醫生紙），前往藥房領藥、配藥。

看著這張醫生紙，不難發現，除了一種種看不懂的藥物外，有時候，還可能會滲進一個個讓人摸不著頭腦的「暗號」，所謂「暗號」，簡單說，就是一堆看的懂的文字，但是，透過不同的排列、組合，表達一種新的意思，從表面上，完全看不出端倪，例如 bd、tds、qid。那麼，這些暗號，到底是什麼意思？

其實，這是一些醫學界的術語，在醫學界取得一致的共識，主要的目的，在書寫服藥指示的時候，能夠約定俗成，提供一個簡單、方便、易用的方法，幫助醫護人員書面作出相關的服藥指示。

說穿了，這些術語，並不是什麼奇怪的暗號，歸根究柢，大多是一些拉丁文的簡寫，例如 bd，其實是拉丁文「bis in die（一天兩次）」的簡寫，只是，在香港，主要的溝通語言，除了中文外，便是以英文為主，所以，大多不曉得拉丁文，才會誤以為這是什麼暗號。

誠然，用「bd」取代「bis in die」，的確可以言簡意賅，省卻不少書寫上的時間，減少冗贅，提升效率。

可是，隨著時代的進步、科技的發展，醫療服務漸漸步向電子化，鍵盤慢慢取代紙筆，打字往往較寫字來的快，所以，有時候，簡寫未必能夠節省太多時間，而且，文字的功能在表意，表意的大前提，是「我寫的出，你看的懂。」有時候，如果遇到一些不常用術語的話，人家未必明白，往往便需要找對方核實，不但節省不了時間，而且，還可能會平白增加誤讀的風險，失去這些暗號存在的目的和表意的意義。

基於使用上的問題、安全上的考量，現在，除了一些常用的簡寫外，其他已經逐漸式微……

最後，藥罐子在這裡，整理了一些常用的簡寫，僅作參考，方便各位看官對照一下，一起破解醫生紙上的暗號。

值得一提，同一個簡寫，例如 od，可能表達多個不同的指示，翻譯的時候，必須觀察整個脈絡，務求準確掌握正確和完整的意思。所以，藥罐子還是建議，各位看官，如果沒有接受相關專業訓練的話，還是不要自行解讀。

當然，遇到一些百思不得其解的情況，便應該嘗試跟醫生求證，避免出現溝通上的誤會，延誤治療。

這些暗號，歸根究柢，大多是一些拉丁文的簡寫，幫助醫護人員書面作出相關的服藥指示。

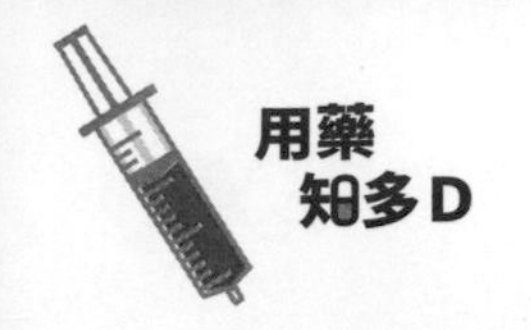

常用的處方簡寫 [1][2]

處方簡寫	英文意思	中文意思
aa.	of each	每
a.c.	before meal	餐前
a.d.	right ear	右耳
ad lib.	as much as desired	隨意
alt.	alternate	隔
a.s.	left ear	左耳
a.u.	each ear	雙耳
b.d.	twice daily	每天兩次
b.i.d.	twice daily	每天兩次
h.s.	at bedtime	臨睡前
I.M.	intramuscular	肌肉
I.V.	intravenous	靜脈
noct.	at night	晚上 / 臨睡前
nocte	at night	晚上 / 臨睡前
N.P.O.	nothing by mouth	禁食
o.d.	right eye every day	右眼 每天
o.m.	every morning	每天早上
o.n.	every night	每天晚上
o.s.	left eye	左眼
o.u.	each eye	雙眼
p.c.	after meal	餐後
P.O.	by mouth	口服
P.R.	by rectum	直腸用
p.r.n.	when required	需要時
q.d.	every day	每天一次
q.d.s.	four times daily	每天四次

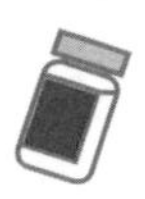

處方簡寫	英文意思	中文意思
q.h.	every hour	每小時
q.i.d.	four times daily	每天四次
q.o.d.	every other day	隔天
S.C.	subcutaneous	皮下
Sig.	write on label	寫在標籤上
SL	sublingual	舌下
S.Q.	subcutaneous	皮下
ss.	half	一半
stat.	immediately	立刻
t.d.s.	three times daily	每天三次
t.i.d.	three times daily	每天三次

Reference

[1] Catherine M. Todd, Belle Erickson. Dosage Calculations Manual. *Springhouse Publishing Co*. 3rd ed. 1997:81-83.

[2] A.J. Winfield, R. M. E. Richards. Pharmaceutical Practice. *Churchill Livingstone*. 3rd ed. 2004:530-531.

服藥
不服藥

服藥不難，難在用藥。

用藥其實不難，難在不肯服藥。

用藥的成敗關鍵，在能不能鼓勵用藥者正確服藥。

毒藥？是毒？還是藥？

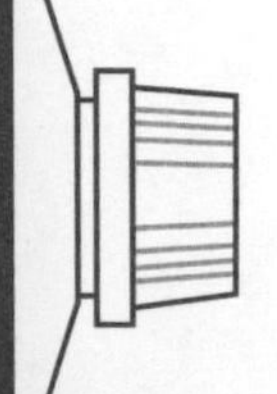

有一次，一個年約七、八十歲的婆婆拿著一盒藥，怒氣沖沖的走過來，用手指，大剌剌的指著包裝盒上「毒藥」這兩個字，問藥罐子：

POISON 毒藥

▲「毒藥」標籤

「藥罐子，你看，醫生是不是弄錯了嗎？為什麼他給我的這盒藥，居然是『毒藥』呢？哼！幸好，老身寶刀未老，逃不過我的一雙金睛火眼，及時發現，不然的話，如果吞進肚子裡的話，後果真的是不堪設想！」

在這個案例裡，藥罐子想，這位長者的疑問，會不會也是各位看官的寫照呢？

其實，「毒藥」只是一個歷史遺留下來的問題而已。

這話怎樣解？

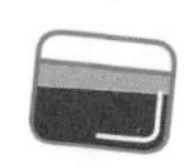

「毒藥」的歷史

1839 年，中、英兩國爆發鴉片戰爭。

1842 年，中、英兩國簽訂《南京條約》後，香港這個小漁港，便開始逐漸成為英國的殖民地。

問題是，這時候，滿清皇朝有滿清皇朝的《大清律例》，大英帝國有大英帝國的《英國憲法》。那麼，在這個華洋雜處的小漁港，在法律上，該聽誰的？

耳聰目明的看倌，應該會知道，不管是理論上，還是實際上，戰勝國有較大的話語權，當然是聽宗主國的！

所以，香港在回歸中國前，不難想像，自然遵循英國的法例。

問題是，理論上，在這個以華人為主的島嶼，你在上，人在下，為了宣示主權、建立威信，最理想的語文政策，是移風易俗，推行以英文為法定語言，但是，實際上，在這個以漁民為主的漁港，你是客，人是主，為了入主中土、安撫土著，最安全的語文政策，是入鄉隨俗，保留以中文為官方語言。

何況，這時候，對香港原住民而言，學習外文，不能也，非不為也。

第一，在教育上，他們的出身，大多是漁民、農民這些勞動階層，上學的機會不多，念書的途徑不多，不難想像，教育程度不高，知識水平不高，有時候，他們連自家的母語，可能也不懂得多少個，連第一語言都學不好、學不懂、學不精，這樣的話，學習第二語言，能力有多大？

第二，在生活上，他們的工種，不管是耕種，還是畜牧，皆是「日出而作，日入而息。鑿井而飲，耕田而食。(《擊壤歌》)」而且是望天打卦，靠天吃飯。對他們而言，學習外文，不但沒時間，而且沒用處。這樣的話，學習第二語言，效益有多大？

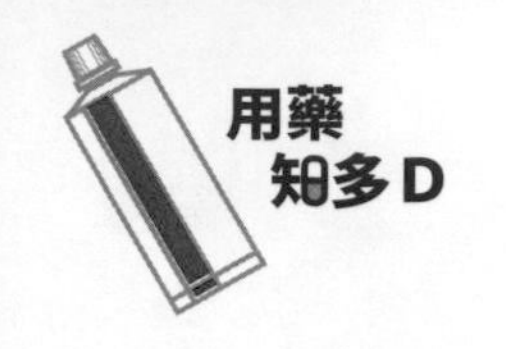

第三，在政治上，他們的思想較守舊，作風較保守，面對海外政權、外族統治，同時，面對割地賠款、喪權辱國，不難想像，他們大多會產生一種排外、仇外的心理，面對外來文化，他們自然便會採取抗拒、排斥的態度，學習外文，容易會喚醒他們的民族主義，挑起他們的排外情緒，激發他們策動暴亂，揭竿而起，「壯志饑餐胡虜肉，笑談渴飲匈奴血。（岳飛《滿江紅》）」最後，逼得自己「最是倉皇辭廟日，教坊猶奏別離歌，垂淚對宮娥（李煜《破陣子》）」，這樣的話，學習第二語言，危機有多大？

最後，英國的語文政策，是高壓與懷柔並重，奉行雙語政策，一方面，頒布英文為香港唯一的官方語言，捍衛宗主國的統治威權，一方面，授權中文為香港通用的民間語言，顧全原住民的民族尊嚴。簡單說，就是「各說各話，我說我的英文，你說你的中文」。

事實上，熟悉中國近代史的看倌，應該會知道，英國的殖民政策，基本上，是為了經商，開拓殖民地，不為擴大版圖，只為貿易通商，所以，在《南京條約》裡，雖然英國要求清政府割地、賠款，但是，重點還是落在開放沿海的廣州、福州、廈門、寧波、上海這五個港口，進行貿易通商。由是觀之，英國人是道道地地的商人，「合於利而動，不合於利而止（《孫子兵法・火攻》）」，只不過視殖民地為一個「營商的據點」，所以，原則上，只要有利可圖、有錢可賺的話，基本上，英國還是願意採取開放的態度，推行政策。

直到 1974 年，香港政府通過中文與英文享有同等的法律地位。

根據英國的法律，一些受管制的藥物，一般稱為「Poison」。

問題是，「Poison」這個字，應該怎麼翻譯呢？

最後，「Poison」被翻譯成為「毒藥」。

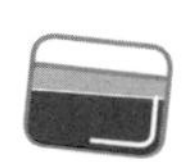

「毒藥」是什麼？

其實，根據《香港法例》第138章〈藥劑業及毒藥條例〉，「毒藥（Poison）」是指在毒藥表（Poisons List）內指明的物質。

實際上，「毒藥」的意思，是指一些藥物，在配售、貯存上，需要受到一些限制，目的在保障市民的健康，僅此而已。

當然，文章不會這樣便結束的。

現在，藥罐子從文字的角度，看一看「毒藥」這兩個字：

許慎在《說文解字・屮部》裡說：

毒，厚也，害人之艸，往往而生。從屮從毒。

同時，許慎在《說文解字・艸部》裡說：

藥，治病艸。從艸樂聲。

所謂「艸」，就是我們現在所說的草。

由是觀之，「毒藥」，乍看之下，是一個自相矛盾的詞語，前半是「害人之草」，後半是「治病之草」。但是，深入一點思考的話，其實，「毒」與「藥」，兩者真的可以分得開嗎？

「毒藥（Poison）」是指在毒藥表（Poisons List）內指明的物質。意思是指一些藥物，在配售、貯存上，需要受到一些限制，目的在保障市民的健康，僅此而已。

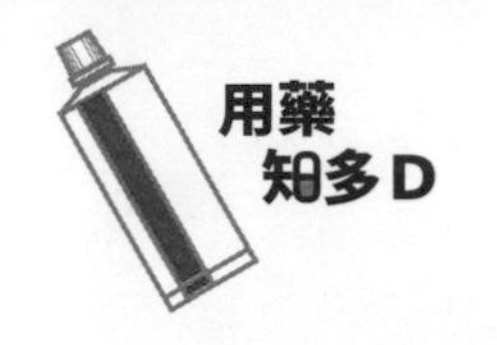

「毒藥」？是「毒」？還是「藥」？

《黃帝內經》在〈素問．五常政大論〉裡說：

有毒無毒，固宜常制矣。大毒治病，十去其六，常毒治病，十去其七，小毒治病，十去其八，無毒治病，十去其九。

大意是說：

有毒的藥和無毒的藥，在用法上，當然是有一定的法則的。

如果是用毒性大的藥物的話，病情減退了六成，便要停服。

如果是用毒性一般的藥物的話，病情減退了七成，便要停服。

如果是用毒性小的藥物的話，病情減退了八成，便要停服。

就算是沒有毒性的藥物的話，病情減退了九成，都要停服。

所以，「毒」與「藥」，兩者其實是一陰一陽的關係。是藥三分毒，無毒不成藥，用藥者，豈能不慎？

司馬遷在《史記．李斯列傳》裡說：

物禁大盛。

「毒」量太輕，便沒有治療的功效，只是一根「艸」，談不上是「藥」。

「毒」量太重，毒性太強，藥性太猛，弊多於利，得不償失，便是「毒」，只是一根「害人之艸」，也談不上是「藥」。

只有「毒」量適中，不多不少，配制得宜，便是一根「治病艸」，一根治病的「藥」。

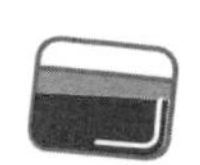

所以，在相當程度上，藥罐子會說：

「毒是藥，藥是毒。」

「毒藥」這個詞語，是中國對藥的定義，是古人對藥的理解，是中醫對藥的體會，意味著古人用藥治病的概念，同時，反映了中國人造字的智慧、用心、心思。

各位親愛的看官，你們能夠仔細體會這個詞語背後的深層意義嗎？

「毒」與「藥」，兩者其實是一陰一陽的關係。

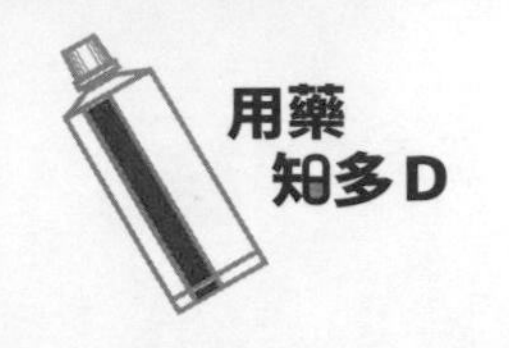

副作用，是福？還是禍？

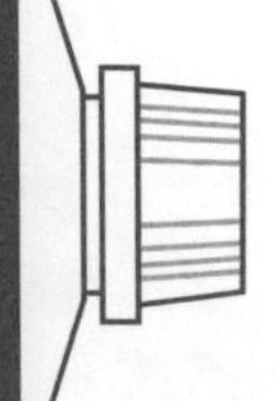

藥罐子在讀書的時候，對「副作用」這三個字，會感到很冒汗，後來，踏入社會，開始執業後，可能是接觸的藥物多了，臨床的經驗多了，實際的案例多了，現在，對這三個字，又會有一種很特別的體會……

「副作用」是什麼？

開始前，藥罐子首先跟各位看倌一齊弄清楚，究竟「副作用」到底是什麼？

所謂「副作用（Side Effects）」，是指用藥物治療適應症後，所出現治療目的以外的藥理作用。簡單說，就是「副產品」。

根據這個定義，其實，副作用並無好、壞之分，亦無褒、貶之別。一種藥，在進入身體後，可以產生多方面、多元化的藥理作用，其中，有一些，是治療的目的，另外，還有一些，則是治療之外的目的，兩者可能會同時出現，這些治療之外的藥理作用，統稱為「副作用」。

這就是說，在繼續討論前，請各位看倌首先接受一個殘酷的事實：

所有藥，或多或少，總會有一些副作用！

但是，別緊張，藥罐子同時會告訴大家這個殘酷事實背後的真相……

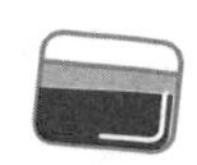

副作用，是「真有」？還是「假有」？

從「質」方面來說，話是這樣說，無錯，「所有藥，總會有一些副作用」是天下共識，但是，從「量」方面來說，什麼叫「有」，可就有爭議了！

其實，「有」這個字，真的要說的話，主要可以分為以下四方面：

❶ 你「有」，不代表我「有」

一些藥物的副作用，雖然「有」，但是「多」「少」完完全全是因人而異，一些藥物的副作用，對，說明書可是寫得清清楚楚，不過，有時候，你根本沒有感覺，沒有在意！試想，當你服一種藥的時候，打開隨盒附上的說明書，看一看「副作用」一欄，有多少項是你會真的感受、察覺得到的呢？

說著說著……這樣說，好像不是每一項也會體驗得到……

所以，就算藥罐子說，這種藥的副作用「多」，用藥者卻偏偏沒有遇上，對用藥者而言，「多」便會變得沒有意義，淪為空談，虛驚一場。

❷ 今天「有」，不代表明天「有」

一些藥物的副作用，雖然「有」，而且，用藥者算是遇上了，問題是，這個副作用，「時效」有多長？

一、一些藥物的副作用，時效只是短暫性的，停止服藥後，副作用自然會隨著藥效，逐漸消失，例如一些抗組織胺（Antihistamine）所導致的口乾，大多會隨著停止服藥，慢慢消失。

二、一些藥物的副作用，一般會隨著身體慢慢適應，從而逐漸減弱，例如一些血壓藥，可能會出現低血壓的現象（在相當程度上，這是藥物的適應症，不是副作用。不然的話，服血壓藥，幹什麼？）。剛剛開始服藥，用藥者未必能夠適應低血壓的症狀，從而較容易會出現昏眩的情況，所以，在服藥初期，一般建議，在臨睡前服用，減少低血壓所造成的影響，然後，待到身體慢慢適應後，這些現象便會消失。

❸「有」等於「無」

一些藥物的副作用，雖然「有」，不但「多」，而且「大」，但是，我們還是有辦法，可以控制、紓緩、預防相關的症狀，從而減少相關的風險。

舉例說，亞士匹靈（Aspirin），藥罐子相信，各位看官應該不會陌生，主要用於預防血栓，俗稱「通血管」，從而減低罹患中風的風險，但是，同時可能會增加出現胃出血、胃潰瘍的風險！

在這種情況下，其實，只要餐後服用亞士匹靈的話，便已經可以大大減低出現胃出血、胃潰瘍的風險。當然，這樣做，如果還是不行的話，可以搭配胃藥，同時服用。所以，有時候，副作用的問題，還是可以解決的。魚與熊掌，兩者可得兼。

❹「副」作用是「正」作用

一些藥物的副作用，雖然「有」，不但「多」，而且「大」，但是，有時候，服用這種藥的目的，在相當程度上，就是希望透過這些副作用，達到治療的目的！

這話怎樣解？

舉例說，米諾地爾（Minoxidil）是一種血壓藥，主要透過舒張血管，達到降低血壓的效果，但是，研究顯示，米諾地爾原來有一個很有趣的副作用，便是誘導毛髮增生，後來，醫學界便循著這個副作用，開始著力研究其治療脫髮的可能性，其後，便發展出局部外用溶液，幫助生髮。

所以，你說，增生毛髮，是米諾地爾的「正」作用？還是「副」作用？

「禍兮福之所倚，福兮禍之所伏（《老子・五十八章》）」，副作用，是「福」，還是「禍」，孰知其極？

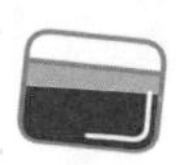

其實，副作用是一個主觀的概念，在不同的用藥者、不同的時間、不同的環境，便會有不同的演繹，今天的「副作用」，可能是明天的「適應症」，千變萬化。

當然，如果一些副作用，影響用藥者的治療效益，擾亂用藥者的日常生活，降低用藥者的生活質素，藥罐子還是建議，盡快諮詢醫生、藥劑師、醫護人員的專業意見，看看是否需要停藥、轉藥，還是其他方案。

所有藥，或多或少，總會有一些副作用！

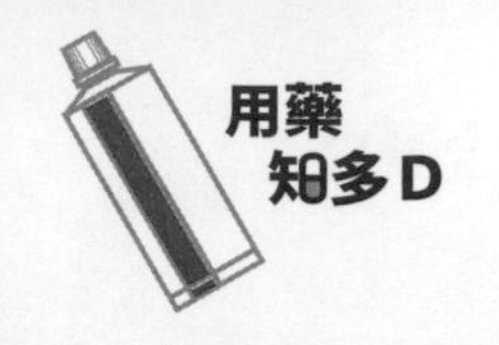

戒口？不戒口？

誠然，對於一些罹患高血壓、高血糖的人士而言，在控制病情上，除了需要按時服藥、定期檢測外，控制飲食同樣是不可或缺的一環。

控制飲食，說白點，其實便是戒口：高血壓的，請戒鹹（戒鈉）；高血糖的，請戒甜（戒糖）。

但是，對於一些平常習慣膏粱厚味的用藥者而言，服藥，固然難，戒口，絕對是難上加難。

其實，「戒」，在相當程度上，意味著需要挑戰自己與生俱來的本能。

常言道：「飲食男女，人之大欲存焉。（《禮記・禮運》）」連古聖賢都直言不諱，除了男歡女愛外，美酒佳餚，便是人們最大的欲望，有時候，不論是誰，真的很難抗拒這種「大欲」。

還有，表面上，這是個人的健康問題。問題是，每一個人擁有自己的人生觀、價值觀，並且擁有選擇的權利，決定自己的人生。對一般人而言，戒口是一種人生，不戒口同是一種人生，兩者只是兩種不同的立場、觀點，取決於用藥者的個人意願，而且，在相當程度上，沒有對錯、是非、黑白。

簡單說，每個人都擁有選擇接不接受治療的權利，同理，每個人一樣擁有選擇戒不戒口的權利。但是，不管怎樣，藥罐子在這裡只想說：

「做任何事情，都會有後果。」

所以，當用藥者作出抉擇的時候，便需要承擔一切的後果，付出一切的代價。

最後，還要補上一句話：

「任何一個決定，足以影響身邊的每一個人。」

舉例說，罹患中風的人士，在生活上，固然不復當年，但是，照顧中風的人士，不管是家人，還是傭人，一樣百上加斤。所以，這可能已經不是個人的問題。

戒口不戒口，其實沒有一定的標準答案，只是，任何決定都有後果，任何事情都有代價，有時候，這種後果，並不是自己一個人完全能夠承受而已。

慶幸的是，現在，市面上一些產品，例如代鹽、代糖，可以作為鈉鹽、糖分的替代品，大大減低了戒口的門檻，從而減少了一個拒絕戒口的理由。這是一件值得高興的事情。

常言道：「欲練神功，必先自宮。」同理，欲治頑疾，必先戒口。

當然，如果用藥者已經抱有「人生自古誰無死（文天祥《過零丁洋》）」這種視死如歸的覺悟的話，藥罐子還可以說什麼呢？

有，請直接跳過這一章。

做任何事情，都會有後果。

任何一個決定，足以影響身邊的每一個人。

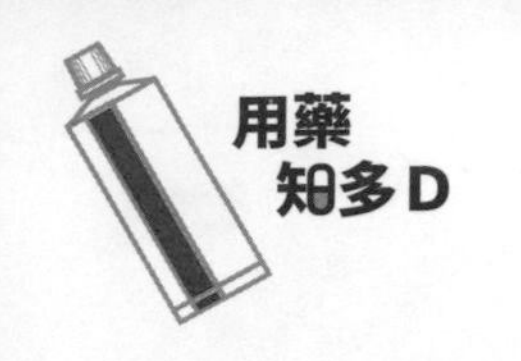

至於，如果看倌選擇繼續看下去的話，藥罐子便在這裡跟各位看倌分享一句話，互相勉勵一下：

《莊子》在〈大宗師〉裡說：

與有足者至於丘也，而人真以為勤行者也。

大意是說：

跟雙腳健全的人登山，只要一步步的話，慢慢走，總有一天能夠登上山頂。這時候，人家還以為你是一個攀山高手！

凡事，總要踏出第一步。踏出第一步後，還要繼續堅定不移，踏出第二步、第三步。或許，一步較一步崎嶇，但是，當踏完整段路後，回過頭來，其實，可能只是「一橫一豎」而已。

簡單說，習慣成自然。

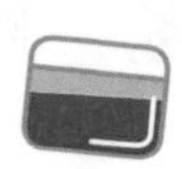

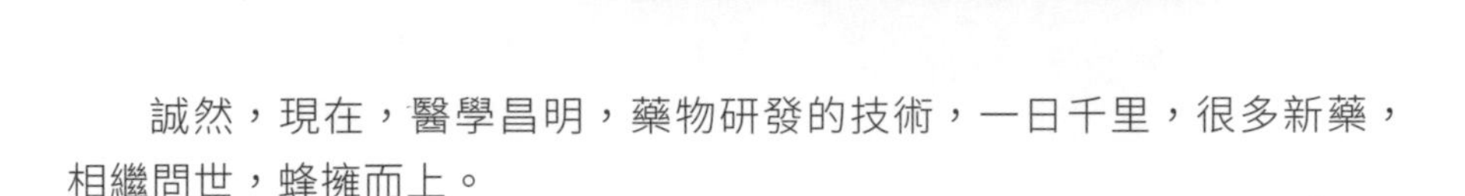

新不如舊？舊不如新？

誠然，現在，醫學昌明，藥物研發的技術，一日千里，很多新藥，相繼問世，蜂擁而上。

有時候，不論什麼渠道，不管是新聞、報章，還是網絡、網誌，例如「小小藥罐子」（哈！），當一些用藥者在這些平台上看到一些新藥的時候，總會問藥罐子：

「噯！藥罐子，現在，既然已經有這種新藥，那麼，為什麼醫生不開給我呢？」

唔……誠然，在一般人眼裡，藥物，如同其他商品一樣，新的一定會較舊的好，不然的話，人們為什麼需要買新產品呢？

的確，在藥物研發的過程裡，藥廠往往會參考一些舊藥作為藍本，然後，針對相關的藥物，改良一下藥性，不管是小修小補，還是大修大補，不管是改建，還是重建，不管是更新，還是翻新，總之，一個字，就是新，改頭換面，脫胎換骨，研發一些新藥出來，推陳出新，汰弱留強，取代這些舊藥。

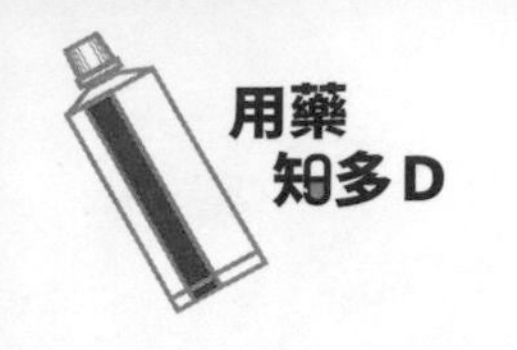

一般而言，研發新藥，主要的目的，離不開以下兩個：

❶ 增加藥效

研發新藥，其中一個主要原因，不就是因為舊藥解決不了現有的問題嗎？不然的話，研發一種連舊藥都能夠容易解決的新藥，做什麼？試問，如果舊藥已經能夠解決問題的話，還需要投放大量資源，研發一種新藥出來嗎？

這方面，抗生素（Antibiotics）便是一個活生生的經典例子。

現在，面對抗藥性（Drug Resistance）的問題日益嚴重，菌種不斷透過基因突變，俗稱「變種」，進化成為頑強的菌種，抗衡抗生素的藥效，削弱抗生素的療效，甚至導致抗生素喪失功效，今次，或許有效，下次，便未必有效，情況愈來愈嚴峻，不容忽視。

所以，面對這個情況，藥廠便需要與時俱進，跟菌種搶時間，爭一日之長短，如同軍備競賽一樣，不斷研發新的抗生素出來，用來抗衡不斷冒起的抗藥性。

當然，說到研發新藥，除了「萬丈高樓平地起」外，由零開始，從頭做起，憑空想像，天馬行空，自行創造一種新藥出來，還有一個較簡單的方法，便是「僭建」，這就是說，參考一些現有的藥物，在這個基礎上，改良一下裡面的結構，添加一些額外的組件，強化功能，優化性能，提升藥物的等級，從而增加藥物的療效。

舉例說，在化學結構上，如果在青霉素（Penicillin）裡面，添加一個伯胺（Primary Amine, $-NH_2$），便會大大提高青霉素的親水性，成為Ampicillin，這樣的話，便能夠透過相關的「孔蛋白（Porin）」作為甬道，進入一些菌種的菌體，殺滅菌種，擴大抗生素的抗菌覆蓋率（Antibiotic Coverage），涵蓋更廣的菌種，從而殺滅更多的菌種。

還有，針對一些菌種能夠製造一種稱為「β-lactamase」的解藥，直

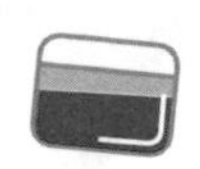

接分解青霉素這類稱為「β-lactams」的抗生素，破壞藥性，藥廠便研發一種稱為「β-lactamase Inhibitor」的抑制劑，作為附件，透過開外掛，進行反制，抑制這種 β-lactamase 的活性，解除 β-lactamase 的功能，避免抗生素受到分解，從而保護抗生素，保存抗生素的活性，繼續發揮殺菌的藥效。

❷ 減少副作用

「所有藥，總會有一些副作用」是鐵一般的事實，從來只有多、少之分，沒有有、無之別。

實際上，不管是不能，還是不為，一些副作用，往往是用藥者拒絕用藥的其中一個主要因素。

舉例說，一些第一代抗組織胺（First Generation Antihistamine），作為一種收鼻水藥，因為親脂性較大，血腦障壁（Blood-brain Barrier）的穿透性較高，所以較能進入大腦，影響中樞神經系統，產生濃烈的睡意，容易影響用藥者的日常生活、工作，舉例說，對於一些需要駕駛、操作機械的人士而言，一般不建議使用這類抗組織胺，這時候，服藥，固然不能工作，但是，不服藥，便可能需要忍著鼻水工作，不管是服藥，還是不服藥，兩者同樣會影響工作效率，讓用藥者處於一個兩難的局面。

但是，隨著第二代抗組織胺（Second Generation Antihistamine）的出現，相較第一代抗組織胺而言，這類抗組織胺，親脂性較小，血腦障壁的穿透性較低，所以大大減低嗜睡的副作用，方便用藥者能夠維持正常的生活質素。

這就是說，對一些從事需要高度注意力工作的用藥者而言，這些第二代抗組織胺，便可能是一個較理想的選擇。

除此之外，一些血壓藥，例如血管緊張素轉化酶抑制劑（Angiotensin Converting Enzyme Inhibitors, ACEI），可能會出現一些讓人望而卻步的副作用，其中一個，因為血管緊張素轉化酶抑制劑，顧名思義，能夠

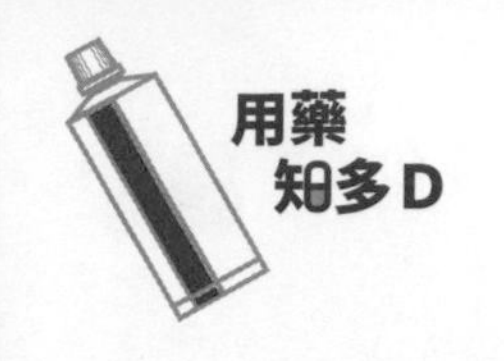

抑制血管緊張素轉化酶（Angiotensin Converting Enzyme）這種酵素，所以，同時可能會抑制緩激肽（Bradykinin）的分解，從而增加體內緩激肽的水平，誘發乾咳，有時候，便可能會讓人難以入睡，不利用藥。

這時候，便可以透過轉換另一種較新的血壓藥，稱為血管緊張素受體阻斷劑（Angiotensin Receptor Blocker, ARB），透過不同的作用原理，繞過抑制血管緊張素轉化酶這種方法，達到降低血壓的效果，這樣的話，便能夠減少乾咳的副作用，從而解決這個問題。

誠然，新藥或許可以增加藥效，減少副作用，相較舊藥而言，可能利多於弊，但是，轉藥之道，真正的重點是……

需要嗎？

簡單說，如果一種藥，已經能夠發揮理想的藥效，同時沒有什麼討厭的副作用，讓用藥者不能繼續服藥，那麼，真的需要轉藥嗎？

第一，新藥或許能夠增加藥效，這點無錯，但是，強不代表好，好不需要強，殺雞焉用牛刀，有時候，藥性過重，藥效過大，未必是好事。

說回抗生素的例子，在相當程度上，用藥之道，就是在盡可能的情況下，減少使用這些新的抗生素，減少這些抗生素曝光的機會，留作備胎，減少這些新藥出現抗藥性的風險，目的在讓這些抗生素作為最後的殺著，用來治療一些連舊藥都無法治療的菌種。

第二，新藥或許能夠減少副作用，這點同樣無錯，但是，「多」「少」只是一個相對的概念，完完全全因人而異，而且，只是機率問題。

轉藥之道，真正的重點是……需要嗎？

簡單說，相較舊藥而言，新藥的副作用或許較少，但是，副作用再「少」，用藥者卻偏偏遇上，這時候，「少」便變得沒有意義，徒添煩惱。

說回血管緊張素轉化酶抑制劑的例子，這就是說，如果沒有出現乾咳的話，同時血壓控制理想，那麼，到底有什麼動機轉用新藥呢？

有時候，一動不如一靜，以不變應萬變，未嘗不是一件好事，至少不用轉藥，代表情況受控，不是一件好事嗎？

有時候，一動不如一靜，以不變應萬變，未嘗不是一件好事。

藥物，是否愈多愈好？

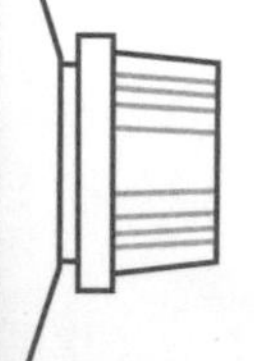

有時候，藥罐子看到一些用藥者在服藥的時候，心態真的頗兩極化。

舉例說，有時候，用藥者會拿著一些從公立醫院、私家診所領過來的藥袋前來配藥，左一包，右一包，倒是沒有什麼問題。

但是，如果是藥房主動配藥的話，用藥者便可能會問：

「嘩！真的需要服這麼多藥嗎？」

誠然，「沒有人喜歡服藥」是天下共識。當然，如果真的需要服藥的話，不同的用藥者，還是會抱著不同的觀感，有人嫌多，有人嫌少。但是，就算是同一個用藥者，在不同的情況下，心態也會隨著環境的改變而有所變化。藥罐子想，背後的原因，會不會是基於消費者的心態呢？

❶ 公立醫院

如果用藥者是從公立醫院領藥的話，因為公立醫院是採用「無差別」的收費模式，即除了一般稱為「自費藥物」的藥物外，全部統一，以十六個星期為一個收費單位，不論什麼藥物，不論什麼數量，一律相同價錢，劃一收費。所以，一般而言，不難理解，基於消費者的心理，藥物愈多，當然會愈划算，自然便可能會希望藥物愈多愈好。

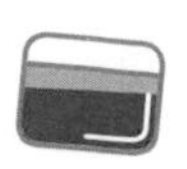

❷ 私家診所

如果用藥者是從私家診所領藥的話，因為私家診所大多是採用「固定性」的收費模式，即除了一般稱為「特效藥」的藥物外，一般會將診金、藥費連在一起，綑綁式收費，然後，針對病症，按照療程，一同收取費用。不論多少包藥，不論多少粒藥，總之，治療這個病症，就是這個價錢。同理，基於消費者的心理，藥物愈多，當然會愈划算。

❸ 社區藥房

如果用藥者是從社區藥房配藥的話，情況便會有所不同。因為藥房大多是採用「人頭式」的收費模式，一粒藥算一分錢，簡單說，多少種藥，多少粒藥，便收多少錢，逐粒藥收取費用，所以，多一種藥，多一粒藥，便多一分錢。於是，反過來，基於消費者的心理，藥物愈少，價錢當然會愈便宜，自然便可能會希望藥物愈少愈好。

所以，一些用藥者，在藥房配藥的時候，可能會嫌多，心想自己是不是真的需要服這麼多藥，反過來，在醫院、診所領藥的時候，倒是沒有想到這個問題。

誠然，這種心態，絕對是人之常情。

藥物，何謂多？何謂少？

接下來的問題是，藥物是否愈多愈好？

藥罐子首先定義一下，到底，什麼是多？什麼是少？

多少，是一個相對的概念，取決於病情的輕重。簡單說，治療一種病症，超過所需要的正常藥量，便是多。

其實，用藥的法則，永遠是「對症下藥」！簡單說，有怎樣的症狀，便服食怎樣的藥物！

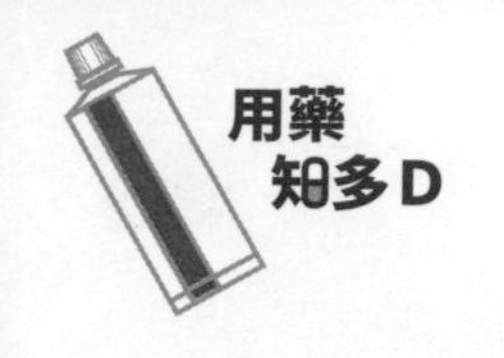

用藥的法則，永遠是「對症下藥」！簡單說，有怎樣的症狀，便服食怎樣的藥物！

誠然，根據日常生活中「人多好辦事」的經驗法則，理論上，用藥治病，應該是多一種藥物，便多一分好處，多管齊下，多路夾擊，療效自然會愈強，效果自然會愈好。

但是，大前提是每一種藥都能找到自己的定位，各自發揮自己的功效，否則只會是冗藥，服了好像等於沒服一樣。因為，一個人做到的事情，不需要兩個人一同做；左手做到的事情，不需要右手一齊做。同理，一種藥能夠治到的病症，便不需要兩種藥一起治理。

有時候，多不代表好，好不一定多。簡單說，多，還需要用得上，才會有意義，否則，多，只會是多餘。

藥物，當然不是愈多愈好！這個「多」，主要可以分為以下兩個情況：

❶ 藥物的數量

就藥物的數量而言，藥物愈多，自然便可能會增加出現副作用的風險，同時還可能會增加出現藥物相沖的機會，反過來，可能會削弱藥效。

舉例說，在治療關節炎（Osteoarthritis）上，理論上，同時使用兩種非類固醇消炎止痛藥（Non-steroidal Anti-inflammatory Drugs, NSAIDs）消炎止痛，紓緩相關症狀，未必能夠加強療效，反而可能會增加出現副作用的機會，例如胃潰瘍、胃出血。[1]

值得一提，就算兩種藥物相互之間存在協同效應（Synergic Effect），合則兩利，但是，有時候，還需要配合實際情況，才能決定是好是壞。

舉例說，市面上一些常用的退燒止痛藥，例如撲熱息痛（Paracetamol / Acetaminophen），有時候，還可能會添加一種稱為咖啡因（Caffeine）

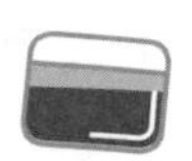

的成分，目的在提高止痛藥的止痛功效，在不需要增加止痛藥劑量的情況下，紓緩痛症。但是，在相當程度上，如同喝咖啡一樣，可能會刺激胃壁黏膜，增加胃酸分泌，出現腸胃不適、胃潰瘍、胃出血的副作用，而且，作為一種提神劑，還可能會出現失眠的機會。所以，這種組合，未必適用於一些經常喝咖啡的人士，因為可能會增加咖啡因出現過量的機會，從而增加出現副作用的風險。

❷ 藥物的劑量

就藥物的劑量而言，理論上，劑量愈大，藥效愈大，但是，在用藥上，一般而言，都是採取漸進式用藥，循序漸進，拾級而上，不會立刻使用高劑量，因為半粒藥能夠處理的問題，便不需要一粒藥處理，同時，避免劑量過大，從而減少出現副作用的機會。

在劑量上，絕大多數的藥物，一般會有建議上限，作為最大劑量。在用藥上，不宜超出最大劑量，因為一旦超出這個最大劑量的話，往後就算繼續增加劑量，相較而言，也未必會明顯增加藥效。

實際上，一般而言，超出最大劑量後，藥效跟劑量的關係，便好像趨向一條橫線一樣，愈來愈平坦。舉例說，本來十分的劑量，可能換來十分的藥效，但是，超出最大劑量後，接下來，十分的劑量，便可能只是換來八分、五分、一分的藥效，層層遞減，不符合成本效益，在藥理上，稱為「極限效應（Ceiling Effect）」。

換言之，劑量再大，還是沒有多大的藥效，反而會增加藥物的副作用，構成毒性，對用藥者產生不良的影響，得不償失。 所以，藥，不該多，不該少，要中，過猶不及，自古皆然。

> 多，還需要用得上，才會有意義，否則，多，只會是多餘。

Reference

[1] Lucinda M. Buys, Mary Elizabeth Elliott. Osteoarthritis. In: Koda-Kimble and Young's Applied Therapeutics: The Clinical Use of Drugs, 9th ed. *Lippincott, Williams, & Wilkins*, 2008:1519-1537.

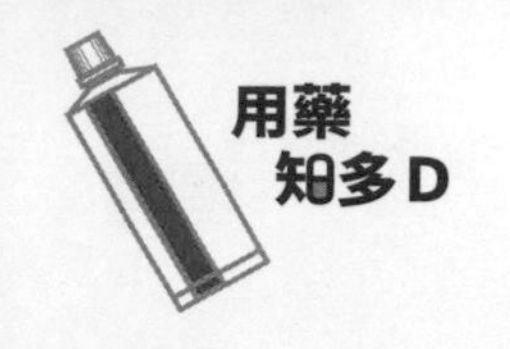

服血壓藥，是否需要服一輩子呢？

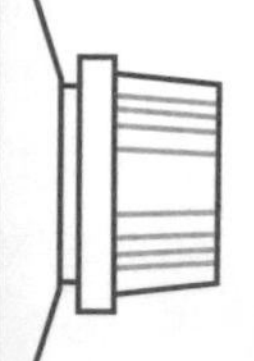

有時候，在藥物輔導的工作裡，藥罐子總會遇到一些用藥者，跟藥罐子分享一些服藥的苦與樂、喜與悲，當然，還有愁與憂。（作為醫療團隊的一分子，除了生理健康外，在能力範圍內，盡力照顧用藥者的心靈需要，也是藥劑師的工作之一啊！）

有一次，一個用藥者罹患高血壓，但是，一直堅拒服藥。

過了一段日子後，他便跟藥罐子訴苦。（說真的，沒有病，何須服藥？患病的人，很難不苦，所以，服藥的人，很難不訴苦。其實，訴苦是其中一種宣洩情緒的合理途徑，在相當程度上，未嘗不是一件好事。）

「一旦開始吃這些血壓藥的話，便要吃一輩子啊！」

唔……到底，血壓藥是否需要長期服用呢？

在繼續討論前，請各位看倌接受一個殘酷的事實：

對！在正常的情況下，一般建議，長期服用血壓藥，降低血壓，進而穩定血壓，有助控制病情。

背後的原因，主要有以下兩個：

第一，隨著年紀的增長，身體的機能會漸漸衰退，體內的血管會慢慢老化，減少彈性，削弱人體的血液循環功能，妨礙血液的流動，增加

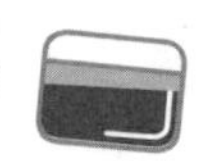

血管的阻力，從而升高血壓，所以，理論上，年齡愈大，高血壓的情況便會愈差。

第二，如果高血壓的情況一直持續的話，血壓長期處於高亢的的水平，心血管系統，例如心臟、血管，便會承受龐大的壓力，日積月累，負荷過重，便會導致心臟衰竭、血管破裂的症狀，從而誘發併發症，例如中風。所以，理論上，血壓愈高，併發症的風險便會愈大。

所以，一般需要長期服用血壓藥，主要的目的，在抗衡體內的高血壓，讓血壓能夠維持一個平衡的狀態，處於一個健康的水平，減少心血管的負擔，從而減低出現併發症的風險。

反過來，如果貿然停藥的話，血壓藥的藥效，便會隨著時間慢慢消失，漸漸打破了這個平衡的狀態，血壓便可能會失去控制，出現反彈，回升到高亢的水平，甚至加劇高血壓的情況，便會增加出現併發症的風險。

其實，話說回來，為什麼用藥者會抗拒服一輩子的藥呢？

試想，吃飯同樣需要吃一輩子的，可是，沒有人會想到這個問題。當然，藥不能亂吃，更加不能當飯吃。

藥罐子的意思是，很多用藥者抗拒吃一輩子的「藥」，其實不是擔心「藥」這東西，而是擔心「藥」背後的東西……

那麼，用藥者到底擔心什麼？

常言道：「苦口良藥。」難道服藥怕苦嗎？

不是啊！大部分的西藥，大多無色、無味、無臭，有時候，還可能會添加賦色劑（色素）、賦味劑（調味料），上色調味，改善外觀、口感，所以，在大部分的情況下，良藥未必苦口。苦，大多不會構成一個拒絕用藥的理由。

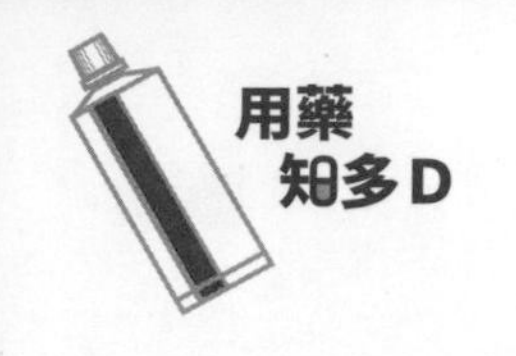

藥罐子想，能夠讓用藥者拒絕用藥的理由，大多離不開「副作用」三個字。

副作用，的確是不少用藥者用藥的其中一個考慮因素。

誠然，用藥，多多少少，總會遇上一些副作用。

問題是，現在，醫學昌明，藥物研發的技術，日新月異，很多血壓藥，相繼問世。單是血壓藥，便已經不下幾十種，而且，大多經過改良，已經大大緩和了相關的副作用，減低了對用藥者的不良影響。

當然，一些血壓藥，例如血管緊張素轉化酶抑制劑（Angiotensin Converting Enzyme Inhibitors, ACEI），還是可能會出現一些讓人望而卻步的副作用，例如乾咳，可能會讓人難以入睡，不利服藥。

但是，這個情況，還是可以透過轉換另一種血壓藥，例如血管緊張素受體阻斷劑（Angiotensin Receptor Blocker, ARB），解決這個問題。

常言道：「不以人廢言。（《論語·衛靈公》）」其實，藥罐子覺得，服藥治病，在相當程度上，如同挑男、女朋友一樣，一個人總會有他（她）的優點、缺點，但是，我們總不能因為一種藥的潛在缺點（副作用），從而全盤否定一種藥的所有優點（適應症）呢？而且，就算真的性格不合的話，實際上，還有很多選項，總會有一、兩種適合自己的血壓藥嘛？

何況，藥罐子相信，最重要的，是不服藥的後果，一定遠較服藥來的嚴重！

試想，如果不服藥的話，情況沒有得到控制，血壓持續高企，這時候，不管是增加藥物的劑量，還是增加藥物的數量，醫生便需要加藥，幫助用藥者控制血壓，實際上，這只會讓用藥者更加感到抗拒，更加拒絕用藥，最後，形成一個惡性循環。請問，是福？還是禍？

不服藥的後果，一定遠較服藥來的嚴重！

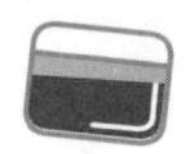

藥不是補品，是……

有一次，藥罐子跟一個用藥者檢查血壓的時候，發覺他的血壓，還是處於偏高的水平，看來情況仍然沒有得到控制，這樣的話，藥罐子便檢視一下這個用藥者正在服用的血壓藥，一同探討一下背後的原因，看一看有什麼改善的空間，有什麼適合的建議，幫助這個用藥者控制血壓。

說真的，一般而言，這個情況，背後的原因，主要離不開以下兩個：

❶ 藥效過輕

用藥之道，其中一個大原則，就是「對症下藥」，簡單說，有怎樣的病症，便用怎樣的藥物，同時，有怎麼程度的症狀，便用怎麼劑量的藥物。這就是說，針對每一種適應症，一般會有相關的用藥建議，同時，針對每一種藥，一般會有相關的建議劑量，不重不輕，不多不少，目的在權衡利弊，確保藥效，治療相關的病症，紓緩相關的症狀，同時，減輕毒性，減少相關的副作用，讓兩者能夠維持一個平衡的狀態，保障用藥安全。

所以，如果藥性過輕、劑量過輕的話，固然能夠減少出現副作用的風險，但是，藥物便未必能夠發揮理想的藥效，從而不能有效控制血壓，得不償失。

❷ 情況惡化

如果情況惡化的話，過往的藥物，便未必能夠有效治療現在的症狀，一樣不能有效控制血壓。

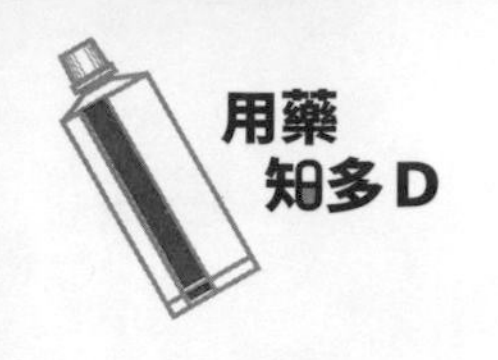

其實，各位看官，看到這裡，可以想像，要解決這個問題，撇開改善生活習慣這些老生常談不說，例如控制飲食，唯一的方法，當然是加藥。

常言道：「治亂世，用重典。」同理，治頑疾，用猛藥。不管是增加藥物的劑量，還是增加藥物的數量，總之，一個字，就是加，目的在希望能夠透過加大藥量、劑量，加強藥效，幫助用藥者控制血壓。

實際上，當藥罐子檢視他手上的藥的時候，發現了一個十分奇怪的現象。

綜觀這些血壓藥，全部都有一個共同點：

藥袋裡面的藥物數量，跟藥物標籤上的配藥日期，總是銜接不上。

每一包藥袋裡面，剩餘的藥物，遠較理論上計算出來的數量還要多，而且，相差還很大。簡單說，本來應該吞進肚子裡的藥物，竟然還在藥袋裡，原封不動，完好無缺。

這樣的話，根據合理的推測，最大的可能性，就是這個用藥者沒有按照藥物標籤上的指示，正確服藥。不管是有意，還是無心，總之，就是漏服。

一問之下，原來，這個用藥者，每天都會在家裡自我檢測血壓（誠然，在態度上，這是一件絕對值得鼓勵、表揚的事情，因為這代表用藥者關注自己的健康，是一個負責任的用藥者），遺憾的是……

成功，往往只是一步之遙，在這個用藥者上，這一步便是……

他只是根據當天的血壓，決定服不服藥，而且，就算真的服藥，他並不是完全依照指示上的劑量服藥。

試問，這樣子，血壓能夠好好得到控制嗎？

「唉呀！藥罐子，這又不是補品，吃這麼多，幹嘛？」

藥罐子心想：

「對，這不是補品，但是，它可以保身、全生、養親、盡年。」

常言道：「病向淺中醫。」下一步，便是依時服藥！

沒有依時服藥，跟延誤求醫一樣，兩者同樣有害無益，待到病情擴散、惡化的時候，相較病情初期而言，一定會較難醫治、快治、根治。諷刺的是，血壓持續高企，情況不受控制，醫生便需要不斷加藥，幫助用藥者控制持續上升的血壓，然後，因為不肯服藥而沒有服藥，反過來，因為沒有服藥，從而需要服用更多的藥物，結果，形成一個惡性循環。這就是說，用藥者最不願意看到的畫面，最後還是透過自己的雙手，一步一步，慢慢實現。這不是一件十分諷刺的事情嗎？

《傷寒論·傷寒例》說：

> 凡作湯藥，不可避晨夜，覺病須臾，即宜便治，不等早晚，則易愈矣。若或差遲，病即傳變，雖欲除治，必難為力。

用藥者，豈能不慎？

第一步，是病向淺中醫，
下一步，便是依時服藥！

用藥三件事

時來天地皆同力，運去英雄不自由。

用藥，既要時勢，又要時機。

天時、地利、人和，三者缺一不可。

用藥之道，在融合這三種元素，將藥物發揮到最大的極致。

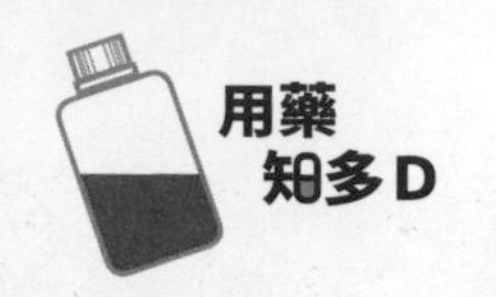

藥物，放雪櫃，好不好？(一)

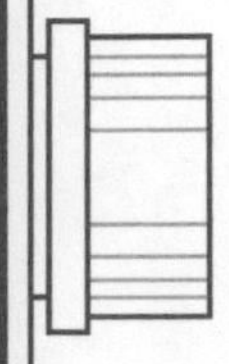

藥物應不應該放在雪櫃呢？

一般建議，在貯存藥物上，最理想的做法，是「將藥物存放在一個『密封』『不透光』的器皿，然後放置在一個『陰涼』『乾爽』的地方。」

那麼，根據以上的標準，藥物當然不能擺放在雪櫃裡！因為對於藥物而言，雪櫃肯定不會是一個「乾爽」的環境！

慢著！但是，這樣說，又好像不太對……

一些藥物，例如胰島素，的的確確，是需要放進雪櫃裡的。

所以，正確的答案是……

其實，一些藥物是可以放進雪櫃裡的，但是，還要看一看，到底是什麼藥物，這就是說，一切要視乎情況而定，不能一概而論。

藥物應該存放在一個密封、不透光的器皿，然後放置在一個陰涼、乾爽的地方。

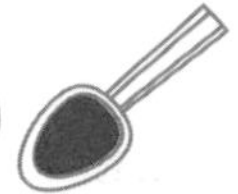

一般而言，除非一種藥的藥物標籤上，清楚註明這種藥是需要冷藏的，否則藥罐子不會建議將藥物放進雪櫃，只需要存放在室溫（在定義上，室溫是指 25 至 30 °C）。簡單說，就是「叫你放，便放；不叫你放，別放」。

但是，為什麼？

各位看官，可能會說：

「藥罐子，你剛剛不是說過了嗎？雪櫃不是一個『乾爽』的環境，因為雪櫃較潮濕，所以不應該放置在雪櫃裡。」

問題是，實情真的是這樣嗎？

噯！噯！而且，藥罐子只是說，「對於藥物而言」，雪櫃肯定不會是一個「乾爽」的環境！

其實，雪櫃真的很潮濕嗎？

說著說著……並不盡然。

實際上，如果用一根濕度計測量一下的話，便會知道，在香港這個潮濕的小漁港裡，飄風不終朝，驟雨不終日（《老子．二十三章》），雪櫃內部的濕度，在大多數的情況下，都較空氣中的濕度還要低，這就是說，相較外面而言，雪櫃的內部，實際上，才是一個「乾爽」的環境。

說雪櫃較潮濕，所以不能存放藥物，這一點，還是有待商榷的。

那麼，究竟為什麼不該擺放藥物在雪櫃呢？

在解釋前，藥罐子首先舉一個簡單的例子：

各位看官，不妨回想一下，在夏天這個熱得快要發瘋的季節，天氣悶熱，氣溫動輒高達 30 °C 以上，這時候，如果從冰涼的雪櫃裡，拿一盒冰凍凍的冰淇淋出來解暑的話，請問會發生什麼事？

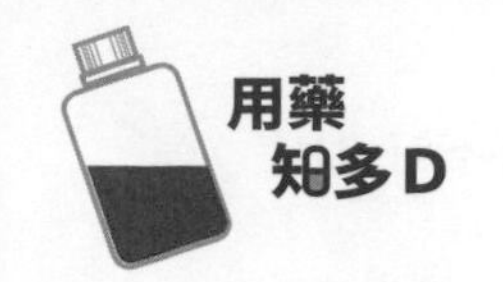

唔……除了喊一句「爽！」外，冰淇淋的表面，不是會突然出現一點一點的小水珠嗎？

這是怎麼一回事？

在物理上，這就是「凝結（Condensation）」現象。所謂「凝結」，是指氣體遇冷而變成液體的過程，例如水蒸氣遇冷，便會變成水一樣，而且，溫差愈大，凝結的速度便會愈快。

藥物為什麼不應該放在雪櫃？

其實，藥物一般不建議放進雪櫃裡，背後的原因，主要有以下三個：

第一，一般而言，相較外面而言，雪櫃內部的溫度、濕度較低，藥物放進雪櫃裡，雪櫃一開一關，藥物一進一出，溫度一冷一熱，空氣裡的水蒸氣突然遇到冷流，在藥物的表面凝結成為小水點，過多的水分散佈在藥物的表面，便會弄濕藥物，讓藥物受潮，從而大大增加藥物出現水解（Hydrolysis）、發霉、變壞、變質的風險。

所以，如果大家一輩子不打開家裡那個冷冰冰的雪櫃的話，這個雪櫃，還算是一個「乾爽」的環境！問題是，當大家打開雪櫃的時候，雪櫃內外便會出現溫差、濕差，水蒸氣便會在雪櫃內部凝結，形成小水珠，這時候，還會是一個「乾爽」的環境嗎？

第二，如果是藥水的話，藥水在冰冷的環境下，可能會降低藥物的溶解度，藥水裡的藥物，便會因為不能完全溶於溶劑裡，從而可能會從溶劑裡分離出來，結成結塊（Caking），形成沉澱的現象，跟藥水的溶劑分割起來，形成斷層，試問還能服嗎？

第三，如果家裡還有小孩的話，雪櫃更加是一個不安全、不正確、不妥當的地方！現在，在調配藥物上，藥廠為了鼓勵用藥者服藥，已經將藥物的色、香、味，弄的好像糖果、果汁一樣，單是藥物的外觀、形狀、味道、氣味，有時候，如果不仔細看清楚的話，大家真的能夠分辨藥片、藥水跟糖果、果汁的區別嗎？

試想，如果兩者同時放在雪櫃的話，「兩兔傍地走，安能辨我是雄雌？（《木蘭辭》）」姑且不論成人，小孩子會不會可能將藥物當零食，吞進肚子裡呢？可能、不可能，但是，總有可能。用藥者，豈能不慎？

而且，就算他們真的清楚知道眼前的是藥，不是糖，但是，基於視覺、味覺、嗅覺的刺激、聯想、誘惑，他們老早已經垂涎三尺了，可能顧不得什麼，直接吞進肚子裡了。

所以，雪櫃不是一個貯存藥物的理想環境。

聰明的看官，看到這裡，可能會想到以下兩個問題：

❶ 如果外面的溫度、濕度較雪櫃內部還要低呢？

理論上，如果溫度、濕度較雪櫃還要低的話，的確可以減少藥物因為溫度、濕度相差所產生的凝結現象，從而減少受潮的機會。

實際上，在香港這個位於亞熱帶的沿海地區，這個情況，恐怕不太可能會出現……

除非在南、北兩極這些溫度、濕度較雪櫃內部還要低的冰天雪地，否則，真的很難符合以上的條件。不然的話，試問，在一般市民的家裡，就算用空調，大家有能力同時將室內的溫度、濕度，調整到較雪櫃內部還要低嗎？

❷ 如果藥物是利用鋁箔紙包裝的呢？

這個便要從藥物的製造過程來解釋。藥廠在製造藥物的時候，雖然會利用溫濕度監控系統，嚴格控制廠房的溫度、濕度，但是，任何一間藥廠，科技再先進，設備再完善，就是永遠不可能將濕度降低至「零」的水平。簡單說，鋁箔紙裡的藥物，還是會有水分的。

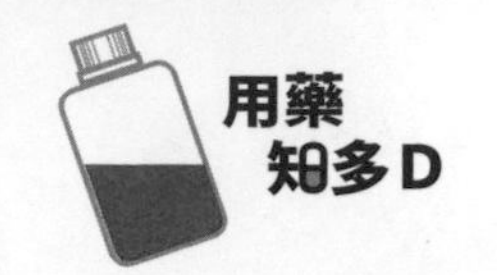

如果用藥者將藥物放進雪櫃裡的話，經過一陣子後，藥物裡面自身的水分，便會慢慢從藥物蒸發出來，然後散佈在鋁箔紙裡，接著，當用藥者打開雪櫃的時候，一開一關，溫度一冷一熱，一樣會凝結，形成小水珠，還是可以弄濕藥物，讓藥物受潮，同樣能夠增加藥物出現水解、發霉、變壞、變質的風險。

所以，就算用藥者領到的藥物，是密封包裝在一些劑型裡，例如鋁箔紙包裝，藥罐子還是這句話：遵循藥物標籤上的指示，存放藥物。

對！藥罐子當然知道，吃不下的食物，自自然然應該要放進雪櫃，防止食物變壞。那麼，根據這個邏輯，藥物是拿來吃的，難道就不可以放進雪櫃呢？

藥罐子只想說，人之所以異於禽於獸者幾希（《孟子．離婁下》），同理，「藥」之所以異於「食物」者幾希，不過，就是這一點小小的差異，便足以讓藥物跟食物的貯存方法有所不同！

除非一種藥的藥物標籤上，清楚註明這種藥是需要冷藏的，否則藥罐子不會建議將藥物放進雪櫃，只需要存放在室溫。

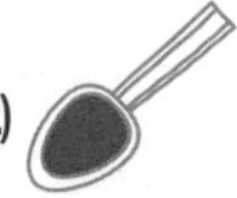

藥物，放雪櫃，好不好？(二)

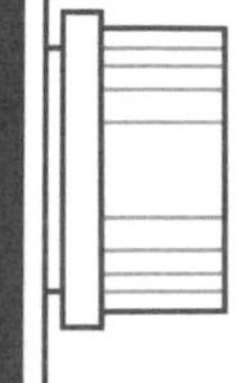

一些看倌曾經問過藥罐子這個問題：

「藥罐子，你說過，藥物不要隨便放進雪櫃裡，我有一些藥物，需要放在雪櫃裡，但是，家裡有小孩，在這個情況下，如何可以防止他們因為爬進雪櫃裡，導致誤服藥物呢？」

首先，不厭其煩，藥罐子再次提醒各位親愛的看倌，不要隨便將藥物放進雪櫃裡。（請參閱〈藥物，放雪櫃，好不好？(一)〉一章）

如果真的需要放進雪櫃的話，應該放在哪裡？

不過，補充一下，一些藥物，例如胰島素，根據藥物標籤的指示，如果真的需要放在雪櫃裡的話，那麼，藥罐子會建議，放在冷格（俗稱「下格」），不要放在冰格（俗稱「上格」）。

主要的原因，有以下兩個：

第一，說到貯存藥物，在定義上，冷藏是指 2 至 8°C。

第二，反過來，如果將藥物放進冰格裡的話，藥物便會因為過冷，導致結霜、結冰，妨礙藥物的服用、注射，從而影響藥物的藥效。

好吧！現在我們知道要放在雪櫃的冷格了，問題是，在冷格裡，最適合的位置，應該是什麼地方呢？

一般而言，藥罐子會建議，不要放在雪櫃門後（俗稱「蛋格」），因為這些地方，門常開，門常關，冷流不斷遇到暖流，較常出現溫差、濕差，水蒸氣便會較容易凝結，形成小水珠，藥物吸附大量的濕氣，導致藥物受潮，從而增加藥物出現水解（Hydrolysis）、發霉、變壞、變質的風險。

所以，如果真的需要擺放藥物在雪櫃裡的話，可以放在雪櫃內部較深的位置，盡量減少雪櫃在開關的時候，因為溫差、濕差導致小水珠凝結，從而減少藥物受潮的機會。

好吧！好吧！好像扯遠了！

如何防止小孩誤服雪櫃裡的藥物？

現在，回到最初的問題：

「如何有效防止小孩因為爬進雪櫃裡，導致誤服藥物呢？」

首先，各位看官，看到這裡，有沒有發現一個問題？

一般而言，在一般市民的家裡，雪櫃大多是放置在廚房裡的，問題是，廚房本來便是一個孩童不應該進入的禁區！不是嗎？

試想，廚房是多麼危險啊！除了有鋒利的廚刀外，還有生火的爐具，刀傷、燙傷、燒傷，不就是廚房最常有、最常見的家居意外嗎？連家長自己偶爾也會在煮食的時候，三不五時，被濺出來的滾油、熱水燙傷，由是觀之，廚房是家居最危險的地方之一，試問，對兒童而言，廚房會是一個安全的遊樂場嗎？所謂，刀劍無眼、水火無情，為人家長，豈能不慎？

其實，藥罐子想說的是，如果家長跟子女灌輸關於家居安全的健康常識，教導他們相關的重要事項，培養他們相關的危機意識，那麼，這個問題根本不會發生！

當然，大前提是，他們要聽的懂，還要聽的進……

所以，要解決這個問題，最理想的方法，主要有以下兩個：

❶ 時間

這方法，簡單說，就是等，待到小孩漸漸長大，達到一定的年齡，累積一定的智慧，汲取一定的經驗，讓他們能夠清楚分辨藥片、藥水跟糖果、果汁的差異，瞭解藥物不是糖果，並且明白亂服藥物的禍害，從而避免他們誤服藥物。

這方案，無疑是最有效的方案，但是，同時是最耗時的方案，媳婦熬成婆，是多麼漫長的歲月啊！

還有，這方案不但地位處於被動，而且態度過於消極，實在並不可取。

❷ 教育

這方法，簡單說，就是實施健康教育，指導小孩關於家居安全的知識，灌輸相關的重點，培養相關的意識，指示他們不要隨意靠近廚房，以免釀成不必要的家居意外！

這方案，無疑是最長遠的方案，但是，同時是一個頗耗時費力的方案，不但需要耐性、恆心、意志，最重要的，是你的對手要配合你的行動，才能行得通。簡單說，就是你的小孩要受教，要聽話！

問題是，小孩子天生便是一個冒險家、歷奇者，不但擁有旺盛的好奇心、求知慾，而且，潛藏叛逆因子，喜歡挑戰權威，不是嗎？

一般而言，愈是叫他們不要做的事情，他們便會愈想做，不是嗎？

（別跟藥罐子說，你不知道，你、我也曾經當過小孩子啊！）所以，這方案還是會有一定的風險的。

何況，小孩子是很健忘的，而且，在記憶上，擁有高度選擇性，想記的，自然會記得一清二楚；不想記的，自然會忘得一乾二淨，而且，今天記得，不保證明天記得，同理，今天乖巧，不保證明天乖巧，「今天教，明天還」，對小孩子而言，屢見不鮮，所以，要在子女心裡，建立一個家居安全的概念，絕對不是一件一蹴可幾的事情，背後需要的，是循循善誘的教誨、屢敗屢戰的毅力、持之以恆的耐性。

所以，藥罐子建議，倒不如雙管齊下，除了用軟的外，還要用硬的，既用文宣，亦用武功，既用懷柔，亦用高壓，達至雙重保險。

有時候，一些家庭，可能會在廚房的門外，添加一道矮矮的小籬笆，預防孩童誤闖禁區，這是其中一個可行的方案。

但是，現在的家居，大多主張開放式廚房的設計，讓廚房跟飯廳連為一體，所以，這方案還是會有盲點的，有時候，可能行不通……

實際上，根據美國家居安全局（Home Safety Council, HSC）的建議，遇到這個情況，家長可以在爐具前面的地板，用膠紙畫出一個約 $100cm^2$ 的範圍，標明這裡是禁區，禁止進入，不讓孩子接近。

這方案固然可行，唯一的問題，如上文所述，小孩子天生擁有反叛的基因，有時候，你不給他們畫一條線還好，你在地上畫了一條分界線，反而會刺激他們刻意違反禁制令，跨越禁區，突破封鎖線，結果可能弄巧反拙。

一些看倌提議，不如多買一個雪櫃，專門用作貯存一些需要冷藏的藥物。

將藥物跟食物分開存放，相較將兩者放進單一的雪櫃而言，的確是一個較可取的選項。

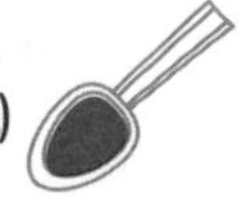

問題是，這方案最不符合經濟效益！藥罐子只想說，一個雪櫃，或許真的不太昂貴，但是，奉養這個新雪櫃所衍生的額外支出，單是看一個雪櫃每天要耗多少電，想想看，可真的不少，而且香港的土地問題十分嚴重，寸金尺土，未必能夠騰出空間出來，容納兩個雪櫃……當然，在經濟許可的情況下，這方案，乍看之下，是一個不錯的選項。

但是，不知道各位看官有沒有想到另一個問題：

「多出來的這個雪櫃，到底要放哪裡？」

廚房？客廳？飯廳？浴室？房間？

無論答案是什麼，一言以蔽之，還是放在家裡！所以，不管是廚房、客廳、飯廳、浴室，還是房間，這些地方仍然是孩童可能會誤闖的地區，那麼，大家能保證，子女不會打開這個專門貯存藥物的雪櫃嗎？

所以，遇到這個問題，藥罐子會建議以下兩個方案：

❶ 在雪櫃外面，添加一把鎖

這樣做便能防患未然，預防小孩因為爬進雪櫃裡，導致誤服藥物。這方案，簡單、直接、方便，只要找一把鎖，便可以輕鬆辦妥！

❷ 將藥物存放在一個有鎖的保險箱裡，才放進雪櫃

這樣做，便完全符合貯存藥物的四大條件：「密封」、「不透光」、「陰涼」、「乾爽」，除此之外，因為家裡的小孩，從而衍生出的第五個條件：「避免兒童誤取（Keep Out of Reach of Children）」。

一些藥物，根據藥物標籤的指示，如果真的需要放在雪櫃裡的話，那麼，藥罐子會建議，放在冷格（俗稱「下格」），不要放在冰格（俗稱「上格」）。

藥物，放浴室，好不好？

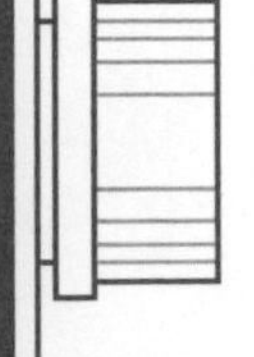

曾幾何時，藥罐子在看電視的時候，看到一個醫藥廣告，詳細的內容已經不太清楚，依稀記得，劇情大概是這樣的：

話說，有一天，一個男生在準備求職面試的時候，基於劇情需要，不幸染上傷風。他在家中的浴室裡，面對鏡櫃，對著鏡裡的自己，不斷流鼻水、打噴嚏，弄的鼻尖、鼻翼發紅，然後，這個男生打開鏡櫃，看一看，找一找，希望能夠服一服藥，讓自己能夠恢復最佳的狀態，應付這場面試。最後，左挑挑，右挑挑，他便挑選了其中一種品牌的傷風感冒藥，吞進肚子裡。

服藥後，轉眼間，這個男生，便立刻藥到病除，鼻子不再通紅，精神奕奕，前往面試了。

說到這裡，故事便結束了。

不知道，各位看官對這個廣告有沒有印象呢？

說真的，各位看官，看到這裡，不知道有沒有感到很奇怪……

藥物應不應該放在浴室呢？

首先，根據一般人的認知，藥罐子相信，除了牙刷、牙膏、牙線、漱口水這些口腔護理產品外，除非逼不得已，否則，一般而言，基於衛

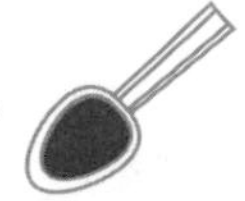

生理由，沒有多少人真的會在浴室裡，將其他東西，例如食物、藥物，放進嘴巴裡，甚至吞進肚子裡吧？

姑且撇開其他人不說，如果是藥罐子的話，一般不會建議大家在浴室裡服藥，而且，最重要的是，就算是家裡，服藥的地點，還有客廳、飯廳、睡房，並不是只有浴室這個選項！那麼，為什麼一定要在浴室裡服藥呢？

所以，這絕對是一個值得商榷的疑點。

當然，相較而言，這還不是本文的重點，藥罐子在這裡便不多說了。

更重要的是，浴室不是一個貯存藥物的理想環境。

為什麼？

藥物為什麼不應該放在浴室？

其實，不難理解，相較而言，浴室的濕度一般會較大，裡面自然會較潮濕，至少算不上是一個乾爽的環境。

實際上，在大部分的情況下，藥物一般不建議存放在一個潮濕的地方，例如浴室，主要的原因，有以下兩個：

第一，藥片會吸附空氣裡大量的濕氣，便可能會導致藥物受潮，沾濕藥物，從而增加細菌、霉菌滋生的機會，大大增加藥物出現發霉、變壞、變質的風險，導致藥物受到污染，產生毒素，增加中毒的風險。

第二，一些藥物如果接觸空氣裡的水分的話，裡面的藥用成分便可能會進行水解（Hydrolysis），導致藥物進行分解，造成流失，破壞藥物本來的藥性，大大減低藥物的生體可用率（Bioavailability），讓藥物不能如常發揮百分百的藥效。

舉例說，亞士匹靈（Aspirin），最主要的用途，是作為一種抗血小板藥（Antiplatelet），在低劑量的情況下，能夠抑制血小板凝聚的功能，抑制血小板凝結，避免血塊的形成，預防血栓的產生，從而減少出現血管栓塞的風險，適用於預防出現中風的風險。在坊間，這就是俗稱的「通血管」了。

但是，亞士匹靈如果遇到水分的話，便可能會進行水解，分解成為醋酸（Acetic Acid）、水楊酸（Salicylic Acid），除了可能會減少亞士匹靈的藥量外，破壞藥性，削弱藥效，不難想像，進入胃部，還可能會生成兩種酸，產生酸性，降低胃部的酸鹼值，酸上加酸，便可能會刺激胃壁，破壞胃壁黏膜，從而增加出現胃潰瘍、胃出血這些副作用的風險。這樣子，賠了夫人又折兵，用藥者，豈能不慎？

所以，有時候，一些藥物便可能需要做好一些妥善的防水措施，預防水患。

藥物的「防水」措施

❶ 鋁箔紙包裝

這種方法，簡單、直接，在包裝上，採用鋁箔紙包裝，製成排裝，形成一個近似真空包裝的空間，作為一種保護層，目的在讓裡面的藥物無法接觸外面的水分，避免藥物受潮，防止藥物進行水解，達到防水的效果。

值得一提，在製造藥物的過程裡，任何一間藥廠，科技再先進，設備再完善，永遠不可能將濕度降低至「零」的水平。這就是說，鋁箔紙裡的藥物，還是會有水分的。簡單說，這種方法，只能防外患，不能防內憂。

但是，平心而論，這仍然是一個不錯的方法。

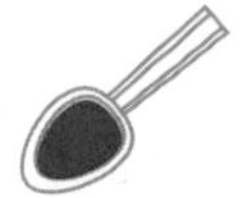

❷ 添加乾燥劑

這就是說，在包裝上，如果是散裝藥物的話，便可以在藥罐、藥袋裡添加一些乾燥劑，例如棉花、防潮珠、吸濕器，吸附裡面的水分，吸一吸濕，目的在降低藥罐、藥袋裡面的濕度，保持乾爽，減少藥物受潮的機會，達到吸濕、防霉的效果。

當然，這個方法，有利有弊：乾燥劑固然能夠吸附水分，但是，每吸附一個水分子，便代表失去吸附另一個水分子的能力。這就是說，再怎麼厲害的乾燥劑，還是有上限、時限的，簡單說，假以時日，乾燥劑同樣會有飽和的一天，最後還是會消耗殆盡的，導致失去吸濕的功效，不僅如此，反過來，還可能會釋放裡面的水分出來，成為水分最重、濕度最高的源頭，弄濕藥物，讓藥物受潮，成為一項污染源。

所以，有時候，便可能需要定期更換這些乾燥劑，維持吸濕的功能。

❸ 採用其他溶劑

這個方法，主要針對一些液態藥物，例如藥水，透過採用其他溶劑，例如酒精、甘油（Glycerin）、丙二醇（Propylene Glycol），取代水分，溶解藥物，成為藥物的載體，減少藥物在調配的過程裡遇到水分，從而減少藥物進行水解的機會。

當然，最大的前提，是藥物能夠成功溶於這些溶劑裡，否則，藥物如果不能徹底溶解的話，便可能會從溶劑裡分離出來，結成結塊（Caking），造成沉澱的現象，跟溶劑分割起來，形成斷層，連用都不能用了，這樣的話，解決一個問題，便可能會衍生另一個問題。

❹ 降低藥物的水溶性

這個方法，簡單說，就是降低藥物的溶解度，讓藥物較難溶於水，從而減少藥物接觸溶劑裡的水分，減少藥物進行水解，達到防水的效果。

舉例說，青霉素（Penicillin）是一種人所共知的抗生素，同時可以說是抗生素的始祖，但是，隨著抗藥性的問題愈來愈嚴重，現在，其中一個常用的用途，主要在治療梅毒（Syphilis）這些螺旋體（Spirochete）感染。

在調配上，如果是針劑的話，有時候，藥廠還可能會搭配一種稱為「Procaine」的局部麻醉劑（Local Anaesthetic, LA）一同使用，組合成為一種稱為「Procaine Penicillin」的藥物，除了能夠減輕肌肉注射所帶來的痛楚外，還可以降低青霉素的溶解度[1]，成為一種懸液劑（Suspension），讓藥物進入人體後進行水解，慢慢釋放青霉素出來，如同緩釋片（Sustained Release）一樣，延緩藥物的釋放速度，拉平了藥物的濃度，拉大了藥物的時效，拉長了藥物的療效。

同時，如果在 Procaine Penicillin 裡添加一些附加物的話，例如檸檬酸（Citrate）、葡萄糖（Dextrose）、山梨醇（Sorbitol）、葡萄糖酸（Gluconate），便可以進一步降低 Procaine Penicillin 的溶解度，大大增加 Penicillin 的穩定性，從而延長 Penicillin 的保質期。[2]

一些藥物，遇到水分，除了可能會增加細菌、霉菌滋生的機會外，還可能會產生「水解 (Hydrolysis)」的化學反應。

Reference

[1] E.J. Ariens. Molecular Pharmacology: The Model of Action of Biology Active Compounds. *Academic Press*. 1964:7-52.

[2] Ram I. Mahato, Ajit S. Narang. Pharmaceutical Dosage Forms and Drug Delivery. *CRC Press*. 2nd ed. 2012:123-150.

錦囊妙藥？(一)

藥物為什麼要「見不得光」？

原來，有時候，一些藥物真的可能見不得光，需要收藏在一個錦囊裡面，待到真正需要服用的時候，才拿出來亮一亮相、露一露面，不到最後一刻，絕不派上用場。

為什麼？

其實，背後的原因，主要有以下兩個：

第一，有時候，一些藥物在光線的照射下，可能會吸收色光、紫外光，產生光化降解（Photolysis）的化學反應。所謂「光化降解」，簡單說，就是「見光死」。不難理解，光化降解會讓藥物進行分解，導致流失，破壞藥物本來的藥性，大大減低藥物的生體可用率（Bioavailability），讓藥物不能如常發揮百分百的藥效。

舉例說，Sodium Nitroprusside 是一種血管擴張劑（Vasodilator），顧名思義，作用原理，在舒張血管，降低血壓，在劑型上，主要是針劑，目的在加快舒張血管的速度，促進降低血壓的效率，增強藥效，加速藥效，盡量在最短的時間內，降低最大的血壓，所以適用於治療高血壓危象（Hypertensive Crisis）。但是，這種藥如果曝光的話，便會促進藥物進行光解，還可能會進一步產生氫氰酸（Hydrogen Cyanide, HCN），俗稱「山埃」[1]，除了可能會破壞藥性外，削弱藥效，還可能會釋出毒性，增加副作用，構成危險，賠了夫人又折兵，用藥者，豈能不慎？

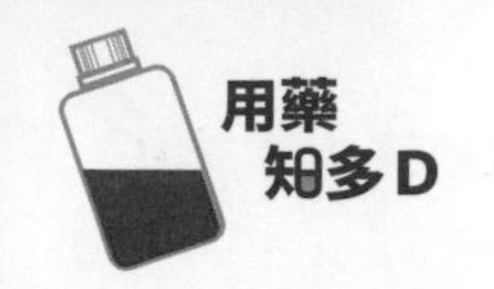

第二，光除了會帶來光外，還會帶來熱，實際上，一些藥物十分怕熱，就是受不了熱，為什麼？

舉例說，硝酸甘油（Nitroglycerin）是一種心臟藥，俗稱「脷底丸」，能夠迅速舒張冠狀動脈，增加心肌的血流量，從而立刻紓緩心絞痛的症狀。

在用藥途徑上，不難想像，脷底丸，顧名思義，當然是舌下含服，同時，在藥性上，這種藥擁有很大的揮發性，目的在讓裡面的藥物能夠盡快釋放出來，透過口腔內壁黏膜，加快藥物在體內的吸收，從而能夠迅速發揮藥效。

所以，在光線的照射下，除了發亮外，還會發熱，在這種情況下，這種藥便會很容易揮發出來，從而減少藥量，削弱藥效，便可能會構成性命之虞。

在貯存上，一般建議，這些藥物需要存放在一個不見天日的環境裡，見不得光，遮一遮光，防一防曬，避免藥物受到陽光的照射，進行光解，破壞藥性，廢掉武功，削弱藥效。簡單說，就是「關黑房」。

所以，有時候，跟人一樣，藥物同樣需要做好防曬措施。

一些藥物在光線的照射下，可能會吸收色光、紫外光，產生光化降解（Photolysis）的化學反應。

藥物的「防曬」措施

❶ 戴寬邊帽、撐開雨傘、穿著長袖衣服

這種方法，簡單、直接，目的在盡量減少皮膚曝光的機會，避免皮膚受到光源的照射，從而預防皮膚受到紫外線的傷害，達到防曬的效果。

在用藥上，這就是說，採用一些不透光的物料，不管是黑紙，還是鋁箔，不管是吸光，還是反光，目的在製造一個黑暗的空間，讓藥物根本沒有機會接觸外面的光源，見不到光，自然便會達到「防曬」的效果。

在上述的例子裡，在一般的情況下，Sodium Nitroprusside 大約只有 4 小時的壽命，但是，如果用鋁箔密封的話，包一包，蓋一蓋，便可以延長壽命大約 12 倍，長達 48 小時。[2]

當然，這個方法，有利有弊：裡面固然看不到外面，但是，外面一樣看不到裡面，不到倒出來的一刻，便不會知道裡面的情況，例如有沒有變質、夠不夠劑量，所以，在使用上，便可能會構成不便。

❷ 戴墨鏡

戴寬邊帽、撐開雨傘、穿著長袖衣服，固然適用於皮膚這些位置，但是，總不適用於眼睛吧？難道要蒙起雙眼嗎？

在這個情況下，戴墨鏡便是第二個方法。

這種方法，不難想像，不管是吸收、反射，還是分散，主要的目的，在過濾光源裡的紫外線，達到減少紫外線直達眼睛的效果，減少對眼睛的刺激，以免構成傷害。

實際上，在用藥上，藥物還是可以戴一戴「墨鏡」的。

這話怎麼解？

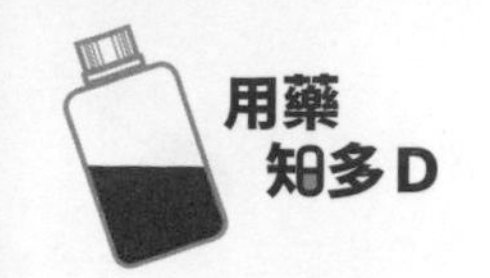

其實，在包裝上，藥廠還會採用一些琥珀色（Amber）的藥罐、藥樽，貯存藥物，這些琥珀色的容器，如同墨鏡一樣，能夠過濾大部分的紫外線，所以，在相當程度上，能夠產生「遮光」的效果，達到「防曬」的目的。

❸ 塗抹防曬產品

當然，塗抹防曬產品，是第三個常用的方法。

在皮膚表面塗抹一層薄薄的防曬產品，不管是吸收、反射，還是分散，同樣能夠過濾紫外線，減少紫外線直達皮膚，產生防曬的效果。

在用藥上，這就是說，在藥片外層的膜衣上，塗上一層薄薄的紫外線吸收劑（Ultraviolet Absorber），這層薄膜的功能，顧名思義，在吸收紫外線，作為一種保護層，過濾紫外線，避免藥物進行光解，從而削弱藥效。

舉例說，Sulfasomidine 是一種抗生素，如果在外層的膜衣上，添加一種稱為「Oxybenzone」的紫外線吸收劑，便可以大大減低藥物出現光解的機會。[2]

Reference

[1] Arnold WP, Longnecker DE, Epstein RM. Photodegradation of sodium nitroprusside: biologic activity and cyanide release. *Anesthesiology*. 1984;61(3):254-60.

[2] Alexander T. Florence, Juergen Siepmann. Modern Pharmaceutics Volume 1: Basic Principles and Systems. *CRC Press*. 5th ed. 2010;7:203-252.

錦囊妙藥？(二)

藥物為什麼要「抗氧化」？

上一章，藥罐子跟各位看官提過，一些藥物需要遮一遮光，但是，除此之外，一些藥物，還可能需要密一密封，不能曝露在空氣下，所以，同樣需要收藏在一個密不透風的錦囊裡面，保一保密。

為什麼？

答案，便是三個字：「抗氧化。」

現在，只要提到凍齡、逆齡這些議題，主要的方法，大多總是離不開三個字：抗氧化。

誠然，人們需要抗氧化，但是，不說不知道，藥物原來一樣可能需要抗氧化。

有時候，一些藥物可能會進行氧化反應（Oxidation），讓藥物進行降解，導致流失，這樣的話，便會破壞藥物本來的藥性，從而大大減低藥物的生體可用率（Bioavailability），讓藥物不能如常發揮百分百的藥效。

當然，說到氧化反應，自然離不開氧化劑（Oxidant），除了眾所周知的氧氣外（不然的話，怎麼會稱為氧化呢？），其實還有一種東西，稱為自由基（Free Radicals）。

說到自由基，不難發現，新聞、報章、雜誌，不是鋪天蓋地，時時刻刻提醒大家要對抗自由基嗎？

現在，藥罐子便在這裡，跟各位看倌一同認識一下自由基吧！

其實，在化學上，所謂「自由基」，是指帶有一個不成對電子（Unpaired Electrons）的原子、分子、離子，主要透過氧化反應而產生，因為電子必須成雙成對，結構才會穩定，所以，自由基會搶奪其他原子、分子、離子的電子（這種反應，稱為「氧化」），維持自己的穩定性，而且，還是一種連鎖反應（Chain Reaction），簡單說，不是單一反應，而是不斷延伸，直到遇到兩個自由基結合為止，從而形成自由基強大的氧化性。

這就是說，如果一些藥物遇到自由基的話，兩者便可能會不斷進行氧化還原反應（Redox Reaction），導致藥物不斷受到氧化，進行降解，而且，牽一髮而動全身，迅速蔓延，一傳十，十傳百，氧化愈來愈大，愈來愈廣，少量的自由基，往往便已經能夠構成大量的破壞，導致藥物「屍骸蔽野，血流成河（《舊唐書．李密傳》）」，哀鴻遍野，傷亡慘重，藥效便會大打折扣，不利用藥。

舉例說，在化學結構上，一些類固醇，擁有一種稱為「烯基（Alkene, ＞C＝C＜）」的官能基（Functional Group），所以，可能會跟一種稱為「過氧自由基（Peroxyl Radicals, ROO·）」的自由基進行氧化還原反應，繼而進行環氧化（Epoxidation），成為一種環氧化合物（Epoxide），從而促進類固醇進行降解，如同廢掉武功一樣，破壞藥性，失去藥效。

所以，有時候，跟人一樣，一些藥物同樣可能需要做好抗氧化的措施。

一般而言，不論是什麼方法，大部分的抗氧化措施，萬變不離其宗，主要離不開對抗自由基。

一些藥物可能會進行氧化反應（Oxidation）。

藥物的「抗氧化」措施

❶ 密封包裝

這個方法，主要是衝著外面的氧化劑而來的，其中，主要的目標，當然是氧氣。

不難想像，在包裝上，採用一些特別的包裝，例如鋁箔紙包裝，製成排裝，形成一個密不透風的空間，近似真空包裝，作為一種保護層，阻隔外面的空氣，避免藥物遇到氧氣，防止藥物進行氧化，達到抗氧化的效果。

平心而論，這方法雖然被動，但是，未嘗不是一個不錯的方法。

不過，補充一點，這方法好是好，但是，不要忘記，這方法頂多只能隔絕外面的氧氣，這就是說，裡面還是可能會有氧氣的。簡單說，這種方法，只能防外患，不能防內憂。實際上，有時候，一丁點兒的氧氣，往往便可能形成強大的氧化性，足以誘發猛烈的氧化反應，甚至觸發一連串的連鎖反應，一發不可收拾，導致藥物迅速氧化，同樣可能會大大破壞藥性，削弱藥效，不利用藥。

所以，一些藥廠在製造藥物的過程裡，還可能會在盛載藥物的容器裡，例如藥罐、藥袋，注入一些氣體，例如氮氣、二氧化碳，目的在排走裡面的氧氣，製造一個無氧的空間，減少裡面的藥物受到氧化的機會，從而加強抗氧化的效果。

當然，話說回來，歸根究柢，這方法還是採取守勢，處於被動，所以，真的要說的話，在心態上，還是一個較消極的方法。

❷ 添加抗氧化劑（Antioxidant）

這就是說，在包裝上，還可以直接在容器裡添加一些抗氧化劑，一來，反守為攻，作為餌兵，誘敵深入，二來，主動出擊，作為奇兵，迎頭痛擊，主動跟氧化劑產生氧化還原反應，同歸於盡，目的在消耗氧化劑，減少氧化劑的含量，抗衡氧化劑的氧化，從而掩護藥物，減少藥物受到氧化的機會，達到抗氧化的效果。

所以，在相當程度上，這算是一種「犧牲小我，完成大我」的方法。

在化學上，抗氧化劑，主要有以下兩種：

第一，還原劑（Reducing Agent）。

不難理解，在化學上，還原劑跟氧化劑，一個氧化，一個還原，兩者一拍即合，便會進行氧化還原反應。在性質上，相較一般藥物而言，這些抗氧化劑擁有較大的還原性，能夠作為一種緩衝，首先跟氧化劑產生氧化還原反應，取代藥物，受到氧化，所以，往往會被稱為「除氧劑（Oxygen Scavenger）」，顧名思義，是指氧化劑的清道夫，負責清除裡面的氧化劑。

舉例說，維生素 C（Ascorbic Acid）是一種較常用的還原劑，透過跟氧氣產生氧化還原反應，脫氫轉化成為脫氫抗壞血酸（Dehydroascorbic Acid），從而產生抗氧化的功能。

第二，主抗氧化劑（Primary Oxidant）。

這種抗氧化劑，主要透過釋放電子、氫原子出來，直接跟自由基提供一個不成對電子，讓自由基的電子能夠成雙成對，從而穩定自由基，避免自由基因為電子不成對而搶奪藥物裡的電子，然後，不斷延伸，觸發一連串的氧化反應，簡單說，就是終止自由基的連鎖反應。

在用藥上，常用的主抗氧化劑，主要是 Butylated Hydroxytoluene（BHT）、Butylated Hydroxyanisole（BHA）兩種。

❸ 添加螯合劑（Chelating Agent）

有時候，一些重金屬離子，例如鐵(Iron)、鈷(Cobalt)、鎳(Nickel)，作為一種催化劑，可能會促進自由基的產生，加速藥物進行氧化，加快藥物進行降解，從而破壞藥性，削弱藥效。這種化學反應，一般稱為芬頓反應(Fenton Reaction)。

舉例說，如果鐵質(Fe^{2+})遇到羧酸(Carboxylic Acid, RCOOH)的話，便可能會產生酰基自由基(Acyl Radical, RCO·)、氫氧自由基(·OH)，然後，兩者便會誘發氧化反應，從而觸發一連串的連鎖反應。

$$Fe^{2+} + RCOOH \rightarrow Fe^{3+} + RCO\cdot + \cdot OH$$

$$Fe^{3+} + \cdot OH \rightarrow Fe^{2+} + OH^-$$

這時候，便可能需要使用一些螯合劑，透過跟這些重金屬離子結合，移除這些重金屬離子，目的在減少這些重金屬催化自由基的產生，避免誘發氧化反應，繼而一連串的連鎖反應，減少藥物受到氧化，從而達到抗氧化的效果。

在用藥上，常用的螯合劑，主要是 Ethylenediaminetetraacetic Acid (EDTA)。

Reference

[1] Ram I. Mahato, Ajit S. Narang. Pharmaceutical Dosage Forms and Drug Delivery. *CRC Press*. 2nd ed. 2012:123-150.

[2] Alexander T. Florence, Juergen Siepmann. Modern Pharmaceutics Volume 1: Basic Principles and Systems. *CRC Press*. 5th ed. 2010:203-252.

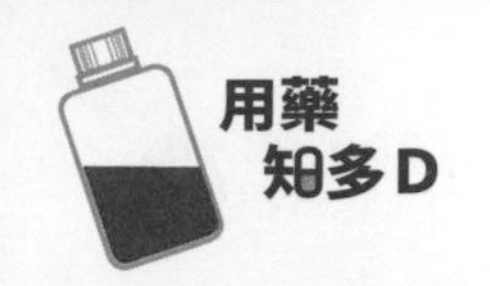

同藥不同樣？

如果需要定期到公立醫院覆診的看官，在藥房領藥的時候，不難發現，今次領的藥，可能會跟上次領的藥不同。

背後的原因，主要有以下兩個：

第一，醫生給用藥者轉藥，這可能是用藥者的情況出現惡化、擴散的跡象，不難理解，這種藥不行，便可能需要調整用藥策略，重組治療方案。不管是加藥，還是轉藥，無所不用其極。

當然，別緊張，其實還有一個可能，是用藥者的情況出現好轉、改善的跡象，不需要治頑疾，用猛藥，漸入佳境，可以減少藥物的劑量、數量，或者轉用一些藥性較溫和的藥物。

所以，凡事一體兩面，有好有壞，轉藥不一定是情況惡化的先兆。

第二，今次領的藥，其實跟上次領的藥，成分一模一樣，只是藥物的外觀不同而已。

這話怎麼解？

其實，當一種藥過了專利期後，很多藥廠便可以製造含有相同成分的藥物。所謂，一家女百家求，同理，一家藥百家做，不難想像，百家自有百家的製法，所以，大小可以不同，形狀可以不同，顏色可以不同，但是，藥用成分一定相同。簡單說，就是「同藥不同樣」。

遇到這個情況，公立醫院的藥物標籤，可能會補上一句「此藥換了新裝，但成分一樣」這種標示，目的在避免用藥者誤以為裡面的成分不同，從而不敢服藥。

問題是，如果沒有這種標示的話，到底如何分辨這兩種情況呢？

聰明的看倌，一定會想到，只要看一看藥物標籤上的藥物名稱，不就已經解決了問題嗎？

如果藥名不同的話，便代表第一種情況；如果藥名相同的話，便代表第二種情況。

很簡單，對吧？

對！絕對正確！

那麼，如果是長者呢？

試想，說到藥名，公立醫院的藥物標籤，主要是以英文為主的，同時，字體說大不大，說小不小，這就是說，對一些教育程度不高、視力漸漸退化的長者而言，看起來便可能會辛苦一點。

簡單說，長者未必能夠看得懂、看得清藥物標籤上的藥名，這時候怎麼辦？

絕頂聰明的看倌，一定會想到，只需要找其他人，檢視一下長者手上的藥物，不就已經解決了問題嗎？

當一種藥過了專利期後，很多藥廠便可以製造含有相同成分的藥物。大小可以不同，形狀可以不同，顏色可以不同，但是，藥用成分一定相同。簡單說，就是「同藥不同樣」。

再絕頂聰明的看官，一定會想到，最重要的大前提，是這個人必須知道用藥者過往曾經服用過什麼藥，不然的話，沒有舊藥，怎能比較？

所以，在這方面，一個完整的藥物記錄，清楚記錄用藥者手上的藥物，十分重要。

小小藥罐子 vs 小小用藥者

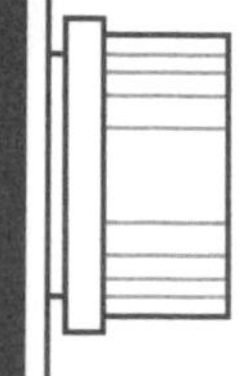

藥物，除了藥用成分外，還有……

不知道，各位看倌，有沒有想過，一粒藥片，除了藥用成分外，裡面還有什麼？

各位聰明的看倌，可能會想到，一般而言，應該至少有以下兩種：

第一，賦色劑（色素），負責調色，改善外觀。

第二，賦味劑（調味料），負責調味，改善口感。

不管是色素，還是調味料，主要的目的，在鼓勵用藥者服藥，從而提高用藥者的依從性。

除此之外，一些絕頂聰明的看倌，還可能會想到防腐劑，不管是抑菌，還是殺菌，目的在減少藥物出現變壞、變質的機會，從而延長藥物的保質期。

當然，這些輔料，並不一定適用於所有藥物，凡事總有例外。

其實，藥品跟食品，不，應該是跟其他貨品一樣，同是一件商品，需要面對市場的競爭。各大藥廠為了逐鹿中原，脫穎而出，加強競爭力，除了注重藥物的實際療效外，藥物的包裝，有時候，同樣佔了一個十分重要的角色。

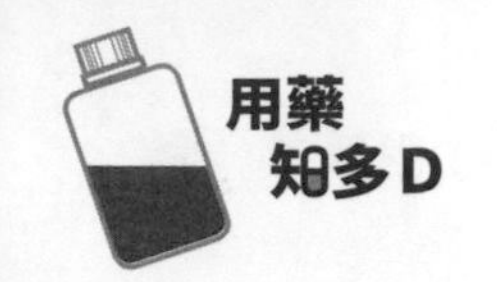

試想，再怎麼有效的藥物，如果沒有人願意服用的話，連用都不敢用，一切還是枉然的。

所以，各位看倌，不難想像，有時候，單是看一看藥片，特別是兒童用藥，在外觀上，真的好像糖果一樣，兩者真的很難分辨，對吧？

藥用輔料

好吧！現在，鏡頭一轉，我們不如說一說藥用輔料吧！

所謂藥用輔料（Excipient），是指除了藥物的活性成分（Active Ingredient）之外的其他材料。

藥用輔料，主要的功能，在賦予藥品的劑型、載體（例如澱粉、溶劑），決定藥品的外觀（例如賦色劑、賦味劑、芬香劑），提高藥品的穩定性（例如穩定劑），延長藥品的保質期（例如防腐劑），還可以控制藥物的溶解速度（例如緩釋片（Sustained Release）、控釋片（Controlled Release）的包衣），最終的目的，在提高藥物的安全（Safety）、療效（Efficacy）、質量（Quality），讓藥物能夠發揮理想的藥效，同時保障用藥安全。

其實，藥罐子寫這篇文章，源自一個小小用藥者的大哉問：

「藥罐子哥哥，為什麼一粒 50（mg）的藥片，竟然會較 100（mg）的還要大呢？」

說真的，一個小小用藥者，小小年紀，不但好奇心大，求知慾強，而且勇於發問，敢於求真，一大哉問也！

其實，藥物的大小，在相當程度上，取決於藥用輔料的多寡。簡單說，這完全取決於藥廠的配方，這就是說，不論什麼藥物、什麼劑量，在正常的情況下，想多大，便多大。

當然，一般而言，藥廠為了迎合用藥者「劑量愈大，藥片愈大」這種先入為主的主觀印象，如果遇到相同成分、不同劑量的藥物的話，在設計上，大多會透過藥片的大小，表示劑量的輕重，讓人們能夠容易辨別，從而減少誤服的風險，保障用藥安全。

但是，世事無絕對，凡事總有例外！

藥罐子就是曾經見過一種藥，主要有兩種劑量，分別是 20mg、40mg，但是，不管是大小、形狀，還是顏色，就算是不同的劑量，在外觀上，還是一模一樣的，乍看之下，真的教人難以分辨。

各位看官，可能會問：

「嗄！這樣的話，不就是很容易弄錯嗎？」

其實，說到這裡，藥罐子刻意沒有說一項重要的資料：這兩種藥，背面還是分別刻上「20」、「40」這兩組數字，方便人們辨識裡面的劑量，但是，對，如果沒有仔細留意的話，的確不能排除這個可能。

最後，話說回來，其實在上述案例裡，這根本是兩種不同的藥物，來自兩間不同的藥廠，所以，不同的藥物，不同的藥廠，自然會有不同的製法，劑量的輕重，自然不能透過藥片的大小分辨出來，對吧？

藥用輔料，主要的功能，在賦予藥品的劑型、載體（例如澱粉、溶劑），決定藥品的外觀（例如賦色劑、賦味劑、芬香劑），提高藥品的穩定性（例如穩定劑），延長藥品的保質期（例如防腐劑），還可以控制藥物的溶解速度（例如緩釋片、控釋片的包衣），最終的目的，在提高藥物的安全、療效、質量，讓藥物能夠發揮理想的藥效，同時保障用藥安全。

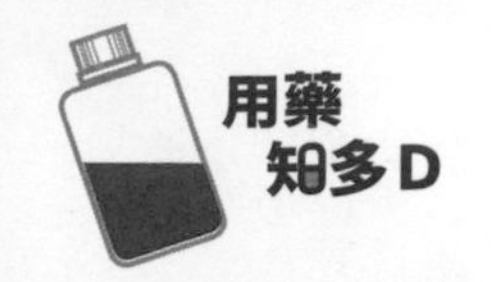

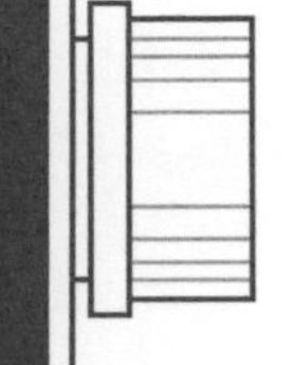

舊藥？新藥？該服哪一樣？

一般而言，人們在覆診的時候，大多會領藥，那麼，究竟用藥者應該首先服上次剩下來的舊藥，還是服剛剛領回來的新藥呢？

這個問題，一般可以分為兩種情況：

❶ 偶發性、短暫性病患

如果用藥者患的是一些偶發性、短暫性病患，例如傷風、感冒、流感，在覆診的時候，突然領到跟上次完全不同的藥物，這代表患者這次的情況，已經跟上次不一樣，可能是漸入佳境，可能是急轉直下，總之，一句話，就是不同！情況不一樣，用藥自然不一樣，在這個情況下，舊藥已經幫不上忙，所以，當然應該服新藥啊！

藥罐子相信，一些看官，可能會問：

「那麼，上次剩下來的舊藥，可以待到下次有需要的時候，再拿出來用嗎？」

基本上，藥罐子不建議各位看官這樣做：

一、除非用藥者是專業的醫護人員，而且能夠正確為自己的情況作出診斷，否則，用藥者真的可以肯定，上次剩下來的的藥物，今次一定能夠派得上用場嗎？

可能，不可能，就是不知道。

二、如果上次剩下來的是散裝藥物的話，從大藥罐倒出來，不管是放進藥袋裡的藥片，還是倒進膠樽裡的藥水，大多不是在無菌的環境下調配出來的，這樣便會大大縮短本來的有效期限，待到下次有需要的時候拿出來，藥物可能會因為存放太久，從而增加藥物發霉、變壞、變質，甚至失效的風險，這時候，用藥者要怎麼辦？服？還是不服？

就算藥袋、膠樽上的藥物標籤，清楚標示相關的有效日期，藥罐子還是不建議各位看倌這樣做。

所謂「有效日期」，是指藥物在特定的貯存條件下，所能保持、保證、保障其質量的期限，目的在提供一個明確的時間，在所指明的期限內，能夠確保藥物的安全（Safety）、療效（Efficacy）、質量（Quality）。

所以，藥袋、膠樽上的有效日期，表示的只是藥物還在醫院、診所、社區藥房的時候，在相關的貯存環境下，所得出來的日子。用藥者將這些藥物帶回家裡的時候，溫度不同、濕度不同，貯存環境便已經大相逕庭，這就是說，標籤上的有效日期，只不過是一個相對的參考值，絕對不能盡信！

根據《美國藥典》，如果是這類散裝藥物的話，存放的期限，一般不建議多於 6 個月。

"In the absence of stability information that is applicable to a specific drug and preparation, the following maximum beyond-use dates are recommended for nonsterile compounded drug preparations that are packaged in tight, light-resistant containers and stored at controlled room temperature unless otherwise indicated.

For Non-aqueous Liquids and Solid Formulations –

Where a USP or NF Substance is the Source of Active Ingredient — The beyond-use date is not later than 6 months."[1]

所以，藥罐子會建議，倒不如揮劍斬情絲，乾脆丟棄這些舊藥吧！眼不見為淨，不要服，服新藥吧！

❷ 慢性、長期性病患

如果用藥者患的是一些慢性、長期性病患，例如高血壓、高血糖、高血脂，需要按時定期覆診，每一次覆診的時候，是領相同的藥物來控制病情的話，既然是一模一樣的藥物，那麼，用藥者大可以運用會計學上的「先進先出法」，首先服舊藥，然後服新藥。

當然，如果用藥者的情況已經逐漸惡化的話，舊的藥物已經開始無效，或者新的併發症已經不斷出現，這時候，便可能需要開始轉用新藥，那就丟棄舊藥，改用新藥。

話是這樣說，無錯。但是，看到這裡，各位聰明的看官，不知道有沒有發現一個很大的問題呢？

噯！噯！既然依時覆診領藥，那麼，為什麼還會有舊藥剩下來呢？多出來的藥物，是從哪裡來的？假如多出來的，只是一天、兩天的藥量，還可以看作是醫生多開給病人的藥物儲備，以備不時之需，否則，如果給藥的沒數錯，領藥的沒服錯，怎麼會有舊藥的情況呢？

好吧！就算用藥者是提早前往醫院、診所覆診罷了，但是，無論如何，藥物的數量，總是會銜接得上的。所以，在這個情況下，舊藥、新藥這個問題，根本是不應該存在的！這個問題本身便是一個大問題！

不難想像，背後的原因，大多是用藥者沒有按照藥物標籤上的指示正確服藥，所以，作為一個藥劑師，遇到這個問題，必須探討背後的原因，是不能也？還是不為也？是生理上的排斥？還是心理上的抗拒？

有時候，藥劑師可能會反其道而行，透過點算用藥者剩下來的舊藥（Pill Count），評估一下用藥者服藥的依從性，從而減少舊藥這個問題。

Reference

[1] U.S. Pharmacopeia and National Formulary (USP29-NF24). Chapter 795, "Pharmaceutical Compounding — Nonsterile Preparations", available at: http://www.pharmacopeia.cn/v29240/usp29nf24s0_c795.html (Accessed 16 Aug 2016).

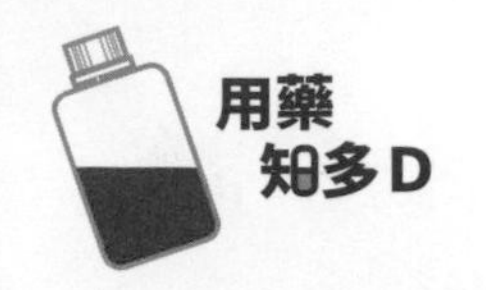

藥劑數學題：1+1>2？

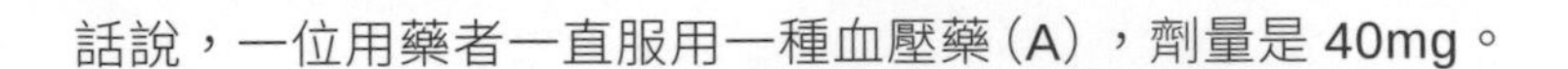

話說，一位用藥者一直服用一種血壓藥（A），劑量是 40mg。

最近，這位用藥者的血壓沒有得到控制，一直處於高水平，在覆診的時候，醫生便決定加藥，除了一直使用的血壓藥（A）外，還添加了另一種血壓藥（B），指示這個用藥者同時服用這兩種藥。

其實，在藥理上，血壓藥（A）的最大建議劑量是 80mg。這就是說，這位用藥者的血壓藥（A）還沒有達到建議上限，還有進步的空間，那麼，為什麼醫生不直接增加血壓藥（A）的劑量呢？

其中一個理由，可能是醫生希望使用兩種不同的血壓藥，透過不同的作用原理，降低血壓，從而達到協同效應（Synergic Effect）的效果。

協同效應，簡單說，就是「1 + 1 > 2」。

這樣做，到底有什麼好處呢？

協同效應的好處

第一，可以增加藥物的功效。不難理解，透過兩種不同的途徑，雙管齊下，兩路夾擊，產生同一種效果，這樣便會相得益彰，加強治療的效果。

第二，可以減低其中一種藥的劑量。在這個例子裡，透過使用另一種血壓藥（B），避免增加血壓藥（A）的劑量，這樣便可以保留血壓藥（A）的劑量額度上限，留作備胎，將來便可以多一步棋，作為治療高血壓的最後殺著。

第三，可以減少其中一種藥的毒性，減少出現副作用的機會。在這個例子裡，透過使用另一種血壓藥（B），避免增加血壓藥（A）的劑量，便可以減少因為增加血壓藥（A）的劑量，從而增加出現副作用的風險。

第四，可以減少出現耐受性（Drug Tolerance）的機會。所謂「耐受性」，是指使用一種藥物一段時間後，藥物的功效便會慢慢減弱，時效便會漸漸縮短，往往需要透過增加藥物的劑量，達到相同的療效。耐受性，一般而言，取決於用藥的時間、劑量，所以，透過盡量避免提高藥物的劑量，從而希望能夠延緩耐受性的發生。

當然，世事無絕對。有時候，醫生可能會傾向選擇直接增加一種藥的劑量，多於添加另一種藥。

主要的原因，可能有以下兩個：

一、用藥者對另一種藥出現過敏。所以，不能也，非不為也。

二、用藥者的情況雖然惡化，但是，並沒有想像中這麼嚴重。這時候，協同效應便可能會適得其反、矯枉過正，藥性過重、藥效過強，反過來，可能會對用藥者產生不良反應。

簡單說，有時候，「1 + 1 = 2」便好了，始終，多不一定好，好不需要多，過猶不及，自古皆然。

協同效應，簡單說，就是「1 + 1 > 2」。

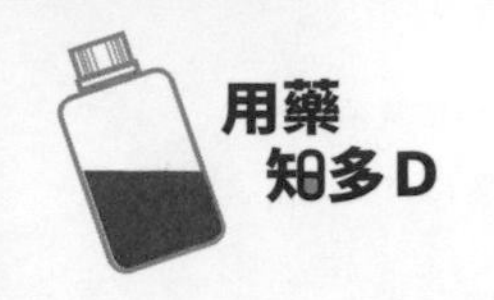

藥劑數學題：1 + 1 < 2 ？

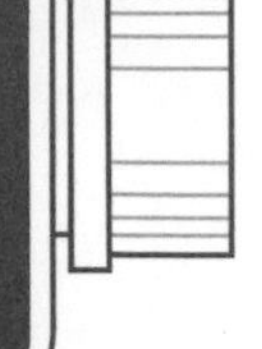

很多用藥者經常會出現一些多重用藥（Polypharmacy）的情況。所謂「多重用藥」，顧名思義，當然是指同時服用很多種藥物，不管是「一病多藥」，還是「多病多藥」，重點是「多藥」，所以，說到「多重用藥」，不問藥物的種類，只問藥物的數量，簡單說，不在什麼藥，而在多少藥。

至於，在定義上，具體的數量，暫時眾說紛紜，何謂多？有的說四種或以上，有的說五種或以上，有的說六種或以上，各說各話，還沒有取得一致的共識，訂立一個具體的數字，釐定一個客觀的標準，不過，說真的，在多重用藥上，這個數字，其實不是重點，多一種藥，跟少一種藥，根本分別不大，因為真正的重點，不在這個數字，而在這個數字背後所衍生出來的後遺症……

多重用藥的問題

一般而言，這些後遺症，主要有以下兩個：

❶ 減少用藥的依從性

服用藥物的數量愈多，忘記服藥的機會便會愈大。

本來，就算只有一種藥，就是一樣會有人忘記服藥。誰？不用看，坐在你對面的這個藥罐子，便是其中一個。

說真的，人是一種健忘的動物，偶爾一、兩次忘記服藥，實在無可厚非。

所以，就算只是一種藥，就算只是一天一次，還是可能會忘記服藥，實在是一件十分平常的事情，並不稀奇。

何況，如果同時需要服用多種藥物的話，有時候，還需要配搭不同的服法，舉例說，有的早上服、有的晚上服、有的餐前服、有的餐後服……情況便會更加複雜，讓人頭昏腦脹，服藥只會更加困難，讓人不勝其擾，不是嗎？

所以，多重用藥，便可能會讓用藥者抓狂，未必能夠準確、準時服用手上的藥物，在用藥上，無疑增添了幾分難度，從而大大不利用藥的依從性。

❷ 增加用藥的配伍禁忌

服用藥物的數量愈多，藥物出現相互作用的機會，自然便會愈大。兩種藥物同在一起，除了井水不犯河水外，只有兩種可能：不是相生，便是相剋；不是更好，便是更壞。在用藥上，這就是說，如果真的出現相互作用的話，那麼，不是「1 + 1 > 2」的「協同效應（Synergic Effect）」；便是「1 + 1 < 2」的「配伍禁忌（Contraindications）」。

所謂「配伍禁忌」，是指同時服用兩種藥物的時候，兩者會產生相互作用，互相抵銷對方的藥性，不是一勝一負，便是兩敗俱傷，在坊間，在一般人口裡，便是俗稱的「相沖」現象了。

配伍禁忌，簡單說，就是「1 + 1 < 2」。

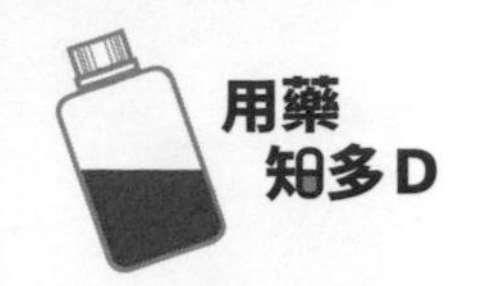

一般而言，主要可以分為以下兩個情況：

化學、物理上的配伍禁忌

在化學、物理上，有時候，同服兩種藥，可能會讓兩者產生相關的化學、物理反應，從而減少至少其中一種藥的吸收，削弱這種藥的藥效。

舉例說，四環素（Tetracycline）這種抗生素，一般不建議跟鈣片同服，因為鈣質可能會跟四環素結合，阻礙四環素在腸道內的吸收，減少藥物進入人體，從而降低四環素的生體可用率（Bioavailability），減低藥物的療效。

當然，這個問題，不難處理。

各位看官，可能會想到，在用藥上，只要分隔這兩種藥的話，避免同時服用，便能夠輕鬆解決這種配伍禁忌。

所以，在這個情況下，一般建議，兩者應該分隔至少兩小時服用。

為什麼是「兩小時」呢？

唔……一般相信，兩小時是藥物停留在胃部的時間，目的在減低兩種藥物同時在胃部相遇的機會，相見爭如不見（司馬光《西江月》），從而減少出現配伍禁忌的風險。當然，兩小時只是一個普遍的共識，不是一個精確的時間，只是一個粗略的數字，只能作為一種參考，不難理解，這個時間愈長，效果自然便會愈理想。

但是，另一個問題，可不是時間可以這樣容易解決的……

藥理上的配伍禁忌

在藥理上，有時候，同服兩種藥，便可能會讓兩者產生相關的藥理反應，從而可能會破壞至少其中一種藥的藥性，削弱這種藥的功效，或者可能會加強至少其中一種藥的副作用，甚至構成毒性，產生不良反應。

舉例說，華法林（Warfarin）是一種抗凝血藥，俗稱「薄血藥」，作用原理，在跟維生素 K 產生競爭，透過阻斷體內一種稱為「維生素 K 環氧化物還原酶（Vitamin K Epoxide Reductase）」的酵素，抑制維生素 K 進行氧化還原的化學反應，抑制氧代維生素 K（Vitamin K Epoxide）還原成為維生素 K，從而抑制維生素 K 所協調的正常凝血功能，達到抗凝血的效果，所以，不難想像，華法林的抗凝血功效，在相當程度上，便取決於維生素 K 的水平。舉例說，如果人體攝取大量維生素 K 的話，維生素 K 便會擁有壓倒性的數量優勢，抗衡華法林的競爭，華法林便不能發揮理想的藥效，從而削弱抗凝血的效果，便會增加出現血栓的風險，誘發中風。

同時，這種配伍禁忌，跟服藥的時間，沒有直接的關係，所以，可以說是避無可避、逃無可逃，較難處理。

面對這個情況，最理想的做法，當然是「二選一」，一不做，二不休，老死不相往來，不到黃泉不相見，簡單、直接、方便、快捷，只要避免同時服用這兩種藥物的話，問題不就是已經解決了嗎？

對，這是最理想的情況，這點無錯。問題是，這個方法還是會受到一定的限制的，並不一定適用於所有的情況。

舉例說，在上述的例子裡，維生素 K 本來是人體其中一種維生素，所以，不管是理論上，還是實際上，不論是誰，都不能不攝取維生素 K，用來維持正常的生理功能，所以，根本不能迴避這個問題。唯一的做法，就是透過飲食，控制維生素 K 的攝取量，讓體內的維生素 K 能夠維持在一個相對平穩的水平，讓兩者能夠達到一個平衡的狀態，一陰一陽，讓這種相互作用能夠保持一個微妙的平衡，從而讓華法林能夠發揮正常的藥效。

當然，還有一個方法，就是轉藥。

實際上，在這個例子裡，除了華法林外，很多藥廠已經相繼研發出新一代的薄血藥，希望能夠解決華法林這些傳統薄血藥容易跟食物出現相沖的問題，從而減少相關的風險。

簡單說，如果真的希望能夠「魚與熊掌，二者得兼」的話，一般而言，主要有以下兩個方法：

一、增加自己的劑量，抗衡對方的影響。

二、減少對方的劑量，削弱對方的影響。

不管是前者，還是後者，背後的大原則，就是四個字：以量取勝，運用壓倒性的數量優勢，抵抗對方的力量！

藥劑數學題：
100 / 2 = ？

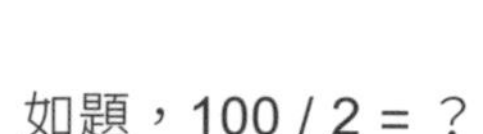

如題，100 / 2 = ？

唔……回答前，藥罐子在這裡賣一賣關子，首先跟各位看官分享一段工作上的經歷：

有一次，一位用藥者前來配藥，這種藥的劑量是 50mg。

這時候，供應商剛剛缺貨，藥罐子手上沒有存貨。

不料，這位用藥者想了一想，便說：

「藥罐子，你可以給我 100mg，我回家切開一半，不就行了嗎？」

各位聰明的看官，看到這裡，怎麼想？

行？還是不行？

100 / 2 = 50，理論上，這個方法，應該行得通，對吧？

答案……理論上，可以，實際上，不可以。

一般而言，如果沒有其他原因的話，例如醫生特別指示、用藥者主動要求，透過將藥片一分為二，達到藥物劑量減半的目的，未嘗不是一個可行的方法。

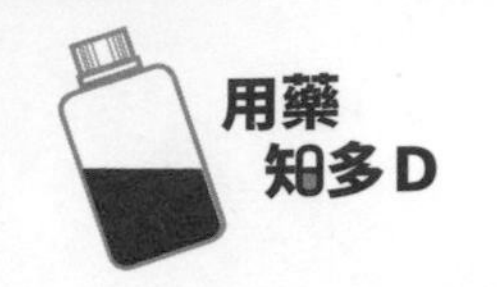

但是，遺憾的是，這個方法，有一個很大的前提，並不適用於這個情況。

這個大前提，便是……

這位用藥者的藥，是一種緩釋片（Sustained Release）。

其實，除了緩釋片外，還有一種劑型，稱為控釋片（Controlled Release），擁有類似緩釋片的功能。

所謂緩釋片、控釋片，是指在特定的釋放介質中，緩慢釋放藥物的劑型。

這類劑型的最大特點，是能夠利用水不溶性、脂溶性的物料，作為外膜、載體，從而延長藥物的溶解時間，延緩藥物的釋放速度，拉平了藥物的濃度，拉大了藥物的時效，拉長了藥物的療效，讓藥效趨向平穩、固定、持久。

緩釋片、控釋片，作用原理，就像將藥物放在一個網裡面，透過控制網口的大小、黏度，控制藥物的釋放速度，從而達到緩釋、控釋的效果。

所以，如果切割緩釋片、控釋片的話，便會破壞藥片的結構，裡面的藥物，便會一下子釋放出來，一來加快了藥物釋放的速度，縮短了藥物的療效，二來增加了藥物的濃度，加強了藥物的毒性，增加了副作用的風險。

簡單說，將這種藥片切開一半，在數字上，藥用成分的總量，確實減半，但是，這不代表藥效同時會減半。

這就是說，有時候，數學上的算式，未必適用於藥理上。

常言道，破鏡可以重圓，但是，放在緩釋片、控釋片這些劑型上，結果恐怕只會是覆水難收。

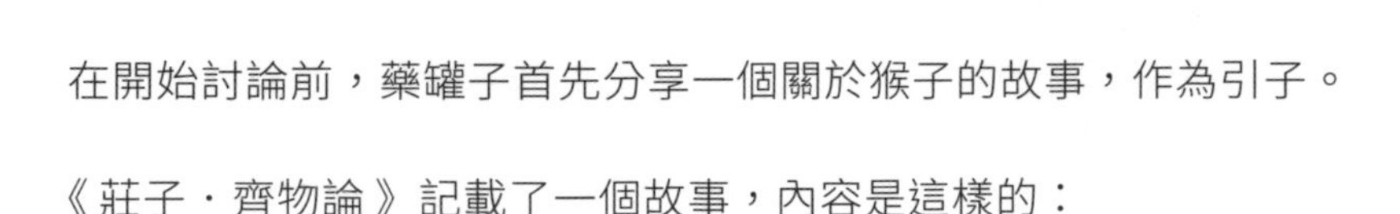

藥劑數學題：3＋4＝7 ？

在開始討論前，藥罐子首先分享一個關於猴子的故事，作為引子。

《莊子・齊物論》記載了一個故事，內容是這樣的：

狙公賦芧，曰：「朝三而暮四。」眾狙皆怒。曰：「然則朝四而暮三。」眾狙皆悅。名實未虧，而喜怒為用，亦因是也。

大意是說：

一個喜歡彌猴的訓練員，給猴子們餵飼橡樹果實的時候，跟猴子們說：「早上給你們三個，晚上四個。」猴子們立刻十分憤怒，強烈表示不滿，紛紛投反對票，反對議案。

這個訓練員便接著說：「好吧！現在提出修訂案。早上四個，晚上三個。這樣子可以嗎？」猴子們便十分高興了，轉投贊成票，通過議案。

其實，果實的數量，不管是3 ＋ 4，還是4 ＋ 3，加來加去，答案還是7，沒有加，沒有減，但是，喜怒哀樂卻會因此產生變化。

為什麼？

莊子的答案是「其分也，成也；其成也，毀也。（《莊子 · 齊物論》）」簡單說，兩個字：成見。

好吧！鏡頭一轉，說一說藥罐子一些工作上的經歷：

有時候，很多用藥者在購買成藥的時候，貨品剛剛缺貨，沒有存貨。這時候，如果只是劑量問題的話，那麼，最直接的方法，便是「合」「分」二法。

所謂「合」法，舉例說，如果沒有40mg的話，便用兩粒20mg的藥，雙倍用量，合二為一，便是了。在數學上，這便是「加」「乘」法。

所謂「分」法，舉例說，如果沒有20mg的話，便用一粒40mg的藥，切開一半，一分為二，便是了。在數學上，這便是「減」「除」法。

當然，理論上，話是這樣說，無錯。但是，實際上，可不是這樣簡單……

就「合」法而言，有時候，用兩粒一半劑量的藥取代一粒藥，兩者的款式未必相同，外觀未必相同，大小未必相同，形狀未必相同，顏色未必相同，在心理上，便已經構成障礙，讓用藥者產生相當程度的抗拒，從而心存芥蒂，總會有一種芒刺在背的感覺，懷疑自己是否服用同一種藥。

的確，有時候，單是看藥物的外觀，實在未必能夠準確判斷裡面的成分，所以，大前提是必須核對清楚藥物標籤上的藥物名稱，確保萬無一失。如果有需要的話，可以諮詢一下醫生、藥劑師、醫護人員的意見。

但是，根據經驗，就算真的是相同藥用成分的藥，單是讓用藥者接受「兩粒藥等於一粒藥」這個事實，便已經有點困難。有時候，藥罐子覺得，用藥者對手上的藥物，總有一種情意結：不是這種藥，不進這個口。

當然，還有一些因素，例如價格，也是用藥者不太願意接受的原因之一。誠然，在商業上，雙倍份量的東西，往往不是雙倍價錢，一般而言，大多會便宜一點，從而提供一個誘因，鼓勵消費者購買這些產品，不然的話，如果沒有其他原因的話，價格不變，誰會買這些東西？

所以，在用藥上，相較將兩粒一半劑量的藥湊成一粒藥而言，直接服用一粒藥，大多會較划算一點。

就「分」法而言，其中一個大前提，是藥物必須不是緩釋片（Sustained Release）、控釋片（Controlled Release）這些劑型，避免因為切割緩釋片、控釋片的時候，破壞藥片的結構，從而加快藥物釋放的速度，縮短藥物的療效，同時增加藥物的濃度，加強藥物的毒性，從而增加副作用的風險。

話是這樣說，無錯，但是，真的要說的話，除了一些特別的情況外，基本上，數學上的「加、減、乘、除」，還是適用於藥物的劑量上。

所以，不管是3 + 4，還是4 + 3，答案還是一樣，等於7，不多不少。

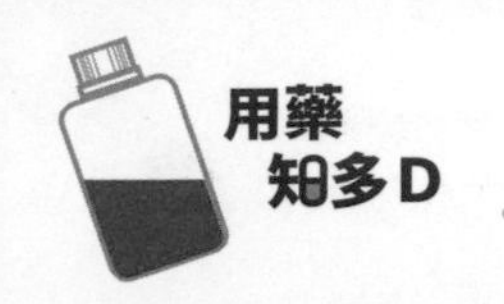

藥劑數學題：1 天 4 次＝每隔 6 小時 1 次？

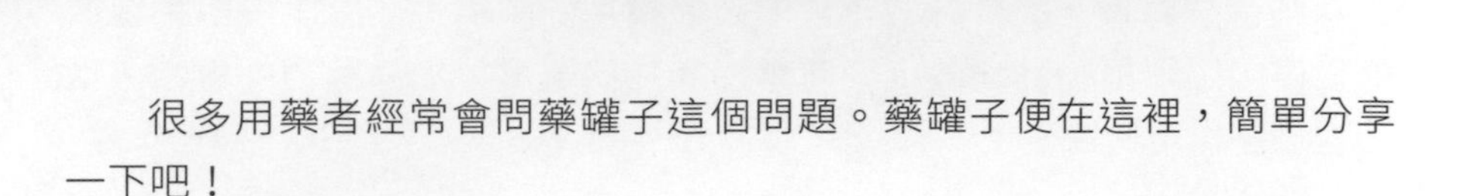

很多用藥者經常會問藥罐子這個問題。藥罐子便在這裡，簡單分享一下吧！

從數學的角度上看，1 天有 24 小時，如果 1 天分成 4 次服藥的話，24 / 4 = 6，那麼，用藥者便應該每隔 6 小時服 1 次藥，一條十分簡單的數學題，到底有什麼問題？

對！這樣換算，理論上，不但無錯，而且絕對正確！

但是，實際上，真的要執行的話，不知道各位看官有沒有遇到這種尷尬的兩難局面呢？

同是 1 天 4 次，假設第一次服藥的時間是上午 8 時，那麼，第二次服藥的時間，按照計算，是下午 2 時，如此類推，第三次服藥是下午 8 時，直到現在，問題還不大，但是，最後一次服藥，便是上午 2 時，這樣的話，問題便出來了：

那麼，最後一次服藥，用藥者應該怎麼辦？

一、忍著睡意，打著呵欠，待到凌晨半夜才服藥？

二、設定鬧鐘，然後小睡片刻，直至三更半夜，才起床服藥？

不論是什麼答案，兩者都會影響用藥者的睡眠質素，從而對用藥者的日常生活，構成負面的影響。

其實，回到最根本的問題，藥的用途，是治療病症，紓緩病情，促進痊癒。簡單說，藥是解決問題，不是製造問題！

所以，一般而言，如果沒有特別指示的話，1天4次，是指在不影響日常生活的前提下，每隔4至6個小時，平均服4次，便是了。

這就是說，在上述案例裡，如果第一次服藥的時間還是上午8時的話，那麼，第二次服藥，可以是下午1時，第三次服藥是下午6時，如此類推，最後一次服藥，便可以是下午11時，那麼，相較上午2點而言，這應該是一個較理想的選項。

至於，如果是每隔6小時1次的話，便真的需要嚴謹一點了，簡單說，6小時便是6小時，裡面沒有轉圜的餘地，所以還是準時服藥吧！

> 1天4次，是指在不影響日常生活的前提下，每隔4至6個小時，平均服4次，便是了。

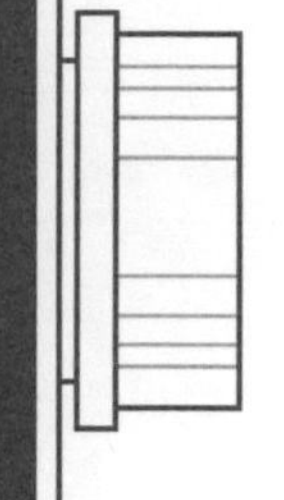

藥劑數學題：一種藥，一天一次，應該在什麼時候服用呢？

一種藥，一天一次，如果沒有指明服藥時間的話，那麼，最好應該在什麼時候服用呢？

首先，各位看官，一定會想到，如果沒有指明服藥時間的話，反過來，這就是說，其實隨時都可以，不是嗎？

所以，答案是……

用藥者只需要找一個方便自己的時間服藥，便是了！

當然，細心一點的看官，可能還會補充一句話：

「只是，每天盡量在同一個時間服藥，前後兩次服藥時間，相隔二十四小時，讓藥物在體內的濃度，能夠維持一個固定的規律。」

對！絕對正確！

這樣，便結案了！

問題是，一個方便自己的時間，到底是什麼？

其實，除了時間性外，服藥還有一個很重要的考量，便是依從性。

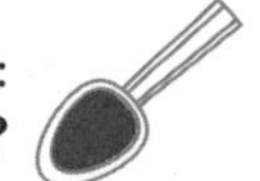

所謂「依從性」，是指用藥者按照醫生指示服藥的命中率，簡單說，依從性愈高，用藥者愈能按照醫生指示服藥。

換言之，一個用藥者，除了懂得服藥（時間性）外，還要記得服藥（依從性）！

所以，「一個方便自己的時間」，簡單說，就是一個容易記得服藥的時間！

人是一種奇怪的動物，可以忘記吃飯、忘記睡覺，廢寢忘餐，更加可以忘記服藥，不是嗎？

各位看倌，大家有沒有試過忘記服藥呢？

其他人，藥罐子不知道，但是，藥罐子便是其中一個。

如果遇到這種情況的話，一般而言，藥罐子會建議，早晨起床後，第一件要做的事情，便是服藥！

因為當大家睜開眼睛後，便會忙著東、忙著西，向左走、向右走，注意力開始分散，便會增加忘記服藥的機會。

所以，睡醒後立刻服藥，了卻一件心事，若無閒事掛心頭，便是人間好時節。（慧開禪師《無門關》）不是嗎？

至於，睡前服藥，固然是一個不錯的選擇，只是有時候，加班、聚會、赴宴，用藥者回家後，便可能會趕著休息，跳過服藥，直接抱頭大睡。

當然，這些只是建議。其實用藥者只要記得準時服藥的話，隨時都可以！

最重要的是，這個建議只是針對依從性，目的在提高服藥的命中率。除此之外，用藥還需要多方面考慮，舉例說，一些研究建議，同時罹患

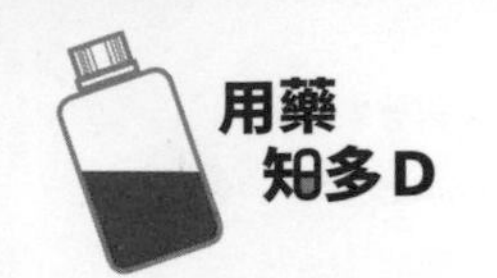

慢性腎衰竭和高血壓的人士，睡前服用至少其中一種血壓藥，除了可以改善血壓控制外，還可以降低出現心血管事件的風險。[1]

如果是一天服一次藥的話，每天盡量在同一個時間服藥，前後兩次服藥時間，相隔二十四小時，讓藥物在體內的濃度，能夠維持一個固定的規律。

Reference

[1] Hermida RC, Ayala DE, Mojón A, Fernández JR. Bedtime dosing of antihypertensive medications reduces cardiovascular risk in CKD. *J Am Soc Nephrol*. 2011;22(12):2313-21.

送藥宜忌(一)：餐前 vs 餐後

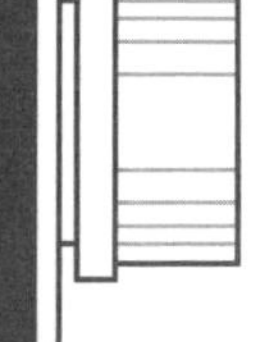

其實，服藥跟進餐有什麼關係呢？

有時候，為什麼需要餐前服藥？餐後服藥？

在解答這條問題前，藥罐子在這裡列舉一些跟進食相關的服藥指示，幫助說明一下吧！

❶ 餐前服用

所謂「餐前」，是指「餐前一小時、餐後兩小時」這段時間，簡單說，就是：

一、服藥後，待到至少一小時後，才建議進食。

二、進食後，待到至少兩小時後，才建議服藥。

餐前服藥，最主要的原因，是為了避免藥物與食物同時進入消化系統，避免兩者在消化道裡相遇，從而影響藥物的吸收。

> 所謂「餐前」，是指「餐前一小時、餐後兩小時」這段時間。

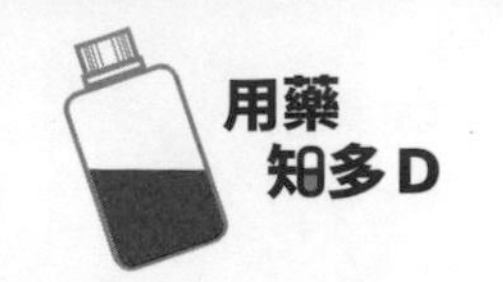

一般而言，這個情況，主要可以分為以下三個：

第一，一些藥物，例如雙磷酸鹽（Bisphosphonate），作為一種骨質疏鬆藥，可能會跟食物裡的成分，例如鈣質，產生結合，減低藥物的吸收，從而削弱藥物的療效。

第二，一些藥物，例如質子泵抑制劑（Proton Pump Inhibitor, PPI），作為一種胃藥，自身對酸性敏感（Acid Labile），簡單說，在酸性的環境下，藥物便可能會進行分解，減少藥物的含量，削弱藥物的療效。因為進食的時候，食物會刺激胃壁，分泌胃酸，減少胃部的酸鹼值，讓胃部偏向酸性，從而破壞藥性，削弱藥效。

第三，一些藥物，如果與食物同服的話，便可能會增加藥物的吸收，從而加強藥物的療效。

各位看官，看到這裡，可能會感到奇怪：

「藥罐子，這樣子，藥物得到最理想的吸收，藥效得到最理想的發揮，不是美事一樁嗎？這有什麼問題呢？」

問題是，有時候，藥效愈大，同時意味著副作用愈大。一些毒性較大的藥物，例如 Erlotinib，作為一種治療癌症的標靶藥，因為擁有較大的毒性，所以，一般建議餐前服藥，目的在減少出現副作用的風險。

❷ 餐前 15 分鐘（或者 30 分鐘）服用

有時候，一些藥物，可能會明確指示餐前服藥的實際時間，目的在希望藥物能夠在進食後，立刻發揮藥效，達到最佳的效果。

舉例說，Domperidone，適用於治療一些消化不良的症狀，例如積滯（俗稱「飽飽滯滯」），一般建議在餐前 15 至 30 分鐘服用。不難想像，因為 Domperidone 所針對的症狀，大多是在餐後出現的，所以，餐前服藥，目的在讓藥物能夠在餐後發揮藥效，迅速紓緩餐後所導致的不適。理論上，餐前 15 至 30 分鐘服用，藥物便可以達到最高的濃度，發揮最大的藥效。

❸ 餐後服用

所謂「餐後」，是指「餐後半小時至一小時」這段時間。

一些藥物，例如非類固醇消炎止痛藥（Non-steroidal Anti-inflammatory Drugs, NSAIDs），可能會刺激腸胃，削弱胃壁的自我保護機制，從而破壞胃壁的黏膜，大大增加出現胃潰瘍、胃出血的風險。

這類藥物，一般建議餐後服用，可以減少藥物對胃部的刺激，降低藥物對胃壁的傷害，從而減低出現腸胃不適的副作用。

> 所謂「餐後」，是指「餐後半小時至一小時」這段時間。

❹ 隨餐服用

所謂「隨餐服用」，簡單說，就是「進食的時候，同時服藥。」

隨餐服藥，主要的原因，在配合藥物的作用原理，例如奧利司他（Orlistat）。

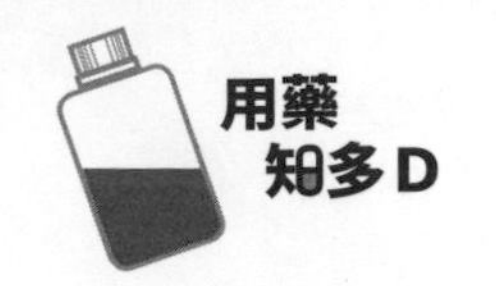

奧利司他，作為一種減肥藥，作用原理，在透過抑制消化道裡的胰臟脂肪酶（Pancreatic Lipase），抑制脂肪分解成為脂肪酸（Fatty Acid）、單酸甘油酯（Monoglyceride），讓脂肪不能在腸道被消化，從而減少脂肪的吸收，減少熱量的攝取，達到減輕體重的效果。

不難想像，奧利司他要發揮藥效，大前提是必須擁有一個作用的對象——脂肪！

說到脂肪，自然便離不開食物。

所以，各位看倌，可能會想到，如果沒有進食的話，便不需要服藥。

這就是說，隨餐服用，一言以蔽之，就是「吃飯，吃藥；不吃飯，不吃藥」。

所謂「隨餐服用」，簡單說，就是「進食的時候，同時服藥。」

❺ 進食第一口食物後立刻服藥

這種服法，主要的目的，同樣在配合藥物的作用原理，例如阿卡波糖（Acarbose）。

阿卡波糖，作為一種血糖藥，作用原理，在能夠延緩碳水化合物在消化道裡，消化、水解成為葡萄糖，減慢葡萄糖的吸收，減少餐後的血糖升幅，拉平餐後的血糖水平，從而幫助身體穩定血糖。

在開始進食的時候服藥，便可以在消化食物的過程裡，針對食物裡面的碳水化合物，發揮藥效，達到最理想的療效。

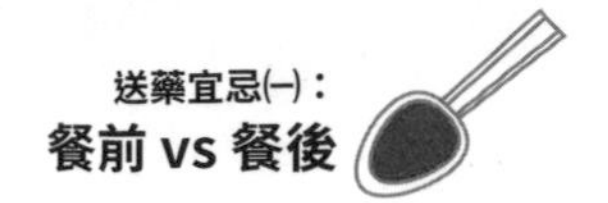

最後，一些看倌，可能會問：

「如果沒有特別服藥指示的話，那麼，應該在什麼時候服藥呢？」

一般而言，如果沒有特別指示餐前、餐後服藥的話，大部分的藥物可以餐後服藥，因為相較餐前而言，餐後服藥，藥物的吸收一般會較佳。

如果沒有特別指示餐前、餐後服藥的話，大部分的藥物可以餐後服藥，藥物的吸收一般會較佳。

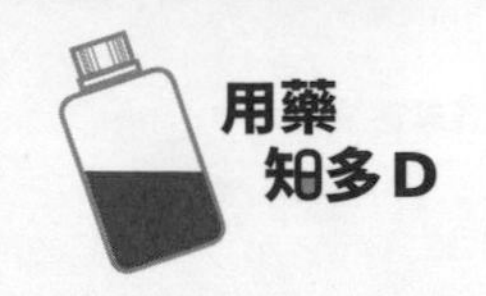

送藥宜忌㈡：胃藥

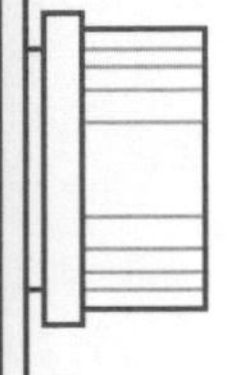

服藥的時候，是否需要同時服用胃藥呢？

照理說，要解答這個問題，其實很簡單，只是需要問一問各位看官：

「請問有什麼藥物，是不需要同時服用胃藥呢？」

其實，只需要找一些例外，即是不需要同時服用胃藥的藥物做例子，便可以破解這個問題。

藥罐子想，雖然各位看官未必能夠立刻說得出來，但是，印象中，總有一、兩種是不需要同時服用胃藥的吧！至少，並不是每次服藥都同時需要服用胃藥，對嗎？

慢著！但是，這樣說，又好像不太對……

一些藥物，例如一些非類固醇消炎止痛藥（Non-steroidal Anti-inflammatory Drugs, NSAIDs），的的確確是需要跟胃藥一同服用的。

所以，正確的答案，當然是……

一些藥物當然需要同時服用胃藥，只不過還是要視乎情況而定，看一看到底是什麼藥。

當然，文章不會這樣便結束的。

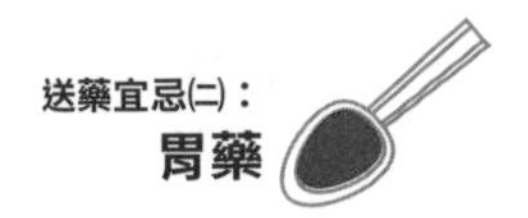

這個問題，其實還可以細分為以下兩個小問題：

❶ 為什麼一些藥物需要與胃藥同服？

舉例說，一些非類固醇消炎止痛藥，作用原理，主要在透過抑制體內環氧化酶 -2（Cyclo-oxygenase-2, COX-2）的活性，減少產生前列腺素（Prostaglandin, PG），減低因為前列腺素而導致的炎性反應，從而收縮血管，降低血管通透性，紓緩炎症，減輕疼痛。

但是，非類固醇消炎止痛藥同時可能會抑制環氧化酶 -1（Cyclo-oxygenase-1, COX-1）的活性，這類環氧化酶所催化產生出來的前列腺素，能夠協調胃壁的上皮細胞（Epithelial Cells）分泌黏液，在胃壁內部形成一層薄膜，從而保護胃壁，抵抗胃酸，達到自我保護的效果。

所以，服用非類固醇消炎止痛藥，同時會抑制 COX-1 的功能，便會削弱胃壁的自我保護機制，從而破壞胃壁的黏膜，形成胃潰瘍，甚至胃出血。

在坊間，這種現象，在一般市民的口裡，較生活化、形象化的表達，便是俗稱的「削胃」現象了。

所以，這類藥物，一般建議，同時服用胃藥，抑制胃酸，或者中和胃酸；或者至少要餐後服用，雖然餐後服用不能抑制、中和胃酸，而且還會刺激胃酸分泌，但是，食物可以稀釋胃液，緩和胃酸，間接減少藥物對胃部的刺激，降低藥物對胃壁的傷害。

不過，藥罐子在這裡，還是補充一點：

就算是這類藥物，在大多數的情況下，只需要餐後服用，未必真的需要服用胃藥。

一般而言，只有一些屬於高風險的用藥者，例如罹患十二指腸潰瘍、胃潰瘍等消化性潰瘍，或者年紀較大（一般建議為超過六十五歲），才會真真正正的需要同服胃藥，減少出現胃潰瘍、胃出血的風險。

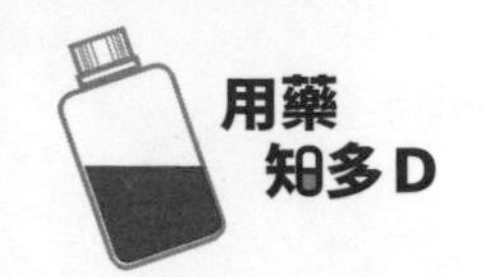

當然，各位看官，如果還是擔心的話，多服一粒胃藥，亦未嘗不可。

所以，問題時間：

這類非類固醇消炎止痛藥，縱然可以治百痛之症，可是，唯獨有一種痛症，是這些藥不能根治的，那是什麼？

答案……不就是胃痛嗎？

❷ 為什麼一些藥物不能與胃藥同服？

對，一些藥物根本是不能與胃藥同服的。

所謂「胃藥」，一般而言，主要可以分為兩類：

第一，是抗酸劑，目的在中和胃酸，這類藥物，不難想像，自然屬於鹼性，主要是氫氧化鋁（Aluminium Hydroxide）、氫氧化鎂（Magnesium Hydroxide）兩種，透過進行酸鹼中和的化學反應，中和胃酸。

問題是，這類藥物有鋁鹽、鎂鹽這些金屬鹽，可能會跟一些藥物結合，妨礙這些藥物的吸收。試問藥物不能進入身體，怎能發揮藥效呢？

舉一些常用的例子，一些抗生素，例如四環素（Tetracycline）、恩菎類（Quinolones）），如果跟抗酸劑同服的話，便會減低這些藥物的吸收，減低療效，無法達到治療的效果，甚至可能會出現抗藥性。

第二，是制酸劑，目的在抑制胃酸，這類藥物的層次高一點，實力強一點，直接針對胃酸的源頭，禁止胃酸流出，所以，在藥性上，相較抗酸劑而言，藥效較大。

問題是，不管是抗酸劑，還是制酸劑，最終的目的，還是在減少胃酸，所以，最後的結果，就是提高了胃部的酸鹼值，趨向鹼性。

但是，一些藥物，在鹼性的環境下，反而可能會降低藥物的吸收。

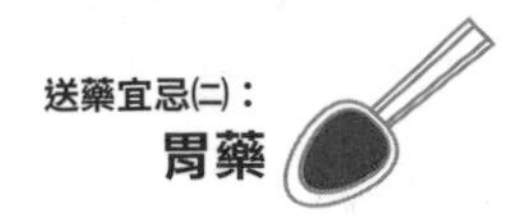

舉一個最簡單的例子，一些補充劑，例如鐵劑，在鹼性的環境下，吸收率反而會下降，所以，這類藥物，一般不建議與胃藥同時服用。

既然開了口，那麼，藥罐子便簡單說一說鐵劑吧！

說真的，鐵劑這東西十分麻煩，其一，自身的吸收率已經極低（大約只有 2 至 20%）；其二，餐後服用的話，吸收率只會更低，所以，一般建議餐前服用，但是，餐前服用又可能會出現噁心、便秘這些副作用，不利用藥，在用法上，裡外不是人。

幸好，後來發現，維生素 C 可以增加鐵劑的吸收，所以，服用鐵劑，一般建議，同時喝一杯橙汁送服。

最後，我們說一說結論：

一、藥物，特別是西藥，並不是絕對「削胃」的。

二、如果只是擔心「削胃」，自行服用胃藥，在大多數的情況下，是多此一舉的，甚至可能會適得其反，妨礙了藥物的吸收，削弱了藥物的療效。

三、如果真的想了解自己正在服用的藥物，是否需要同時服用胃藥，不妨諮詢一下醫生、藥劑師、其他醫護人員的專業意見。

藥物，特別是西藥，並不是絕對「削胃」的。

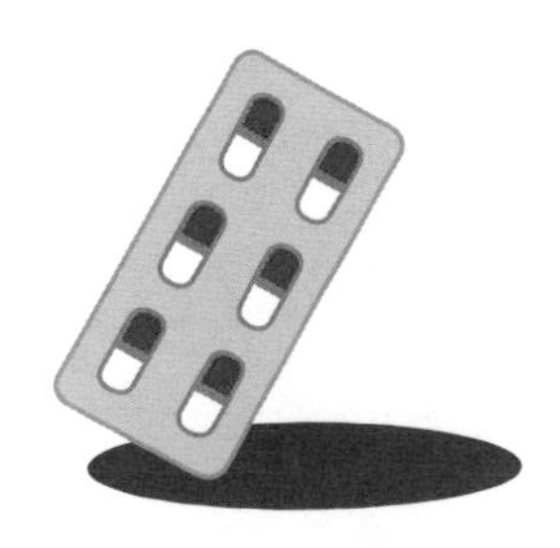

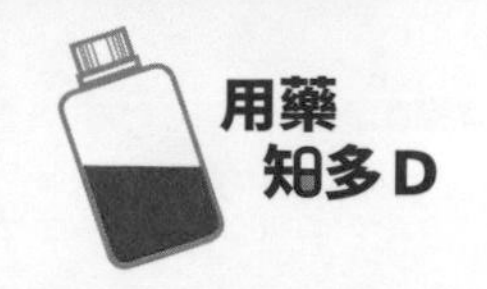

送藥宜忌（三）：咖啡

常言道：「服藥不宜用咖啡送服。」

問題是，實情真的是這樣嗎？

其實，服藥是否真的不能喝咖啡嗎？

唔……聰明的看倌，看到這裡，可能已經想到：

「哼！藥罐子，服藥是否不能喝咖啡，我未必知道；但是，喝咖啡是否不能服藥，這個，倒是未必。」

這話怎麼解？

其實，不管是黑咖啡，還是白咖啡，只要是咖啡的話，便可能會刺激胃壁黏膜，增加胃酸分泌，從而增加出現腸胃不適、胃潰瘍、胃出血的副作用，產生一種俗稱「削胃」的現象。所以，除了「邊吃邊喝」這種隨餐飲用的方法外，有時候，人們還可能會同時服用胃藥，不管是中和胃酸（抗酸劑），還是抑制胃酸（制酸劑），目的在減少咖啡對胃部的刺激，降低咖啡對胃壁的傷害，從而緩和相關的副作用，讓人們能夠好好享受喝咖啡的樂趣。

當然，說到咖啡，自然便會讓人聯想到咖啡因（Caffeine）這種成分。

實際上，醉翁之意不在酒（歐陽修《醉翁亭記》），項莊舞劍，意在

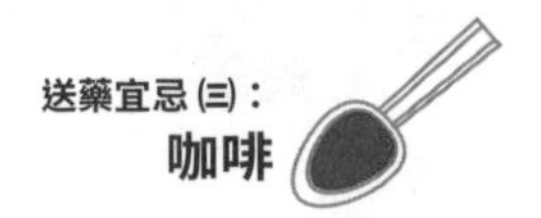

沛公，真正跟服藥扯得上關係的，不是咖啡，而是咖啡裡的咖啡因。所以，一般而言，在大部分的情況下，一種藥到底能不能用咖啡送服，背後真正的關鍵，不在咖啡，而在咖啡因。

好吧！說回正題！

說真的，要破解這個問題，其實不難，其中一個最簡單、直接的方法，便是找一些例外，即是能夠同時服用咖啡因的藥物做例子，便可以推翻這個命題，文章便可以結束。

各位看倌，看到這裡，可能會說：

「其實，這些例子，不難發現，不是嗎？」

能夠跟咖啡因同服的藥物

誠然，一些藥物，是可能會跟咖啡因同服的，舉兩個簡單的例子：

第一，市面上，一些止痛藥，例如撲熱息痛（Paracetamol / Acetaminophen），有時候，裡面還可能會添加咖啡因，主要的原因，在咖啡因宣稱自己能夠提高止痛藥的止痛功效，在不需要額外增加止痛藥劑量的情況下，加強止痛的功效，更加有效紓緩痛症，達到止痛的效果。

在相當程度上，咖啡因主要負責助攻的角色，輔助止痛藥，發揮理想的藥效。

第二，市面上，一些傷風感冒藥，有時候，裡面同樣可能會添加咖啡因，作為一種中樞神經系統興奮劑，咖啡因擁有提神的效果，簡單說，就是「提神醒腦」，除了可以抵銷傷風感冒所帶來的疲態外，還可以抗衡一些抗組織胺（Antihistamine）所誘發的睡意，目的在紓緩相關的症狀、副作用，減少病症、藥物所構成的影響。

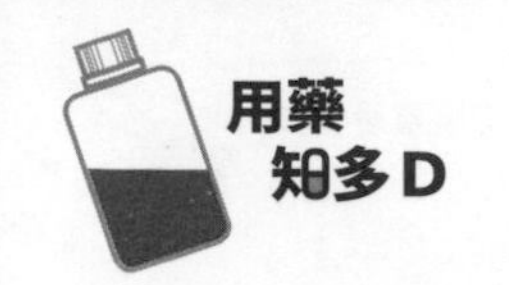

當然，話是這樣說，無錯。但是，藥罐子還是想補充一句話：

一般而言，除非是複方主動添加咖啡因，這就不用說，否則藥罐子還是不建議用咖啡送服，目的在避免攝取額外的咖啡因，減少咖啡因出現過量的情況，從而大大減低出現副作用的機會，例如頭痛、噁心、嘔吐、失眠、心悸，同時不難理解，除了咖啡外，還建議盡量避免進食一些蘊含豐富咖啡因的食品，例如茶、巧克力，減少咖啡因的攝取。在這個情況下，一般建議，還是用清水送服吧！

不能跟咖啡因同服的藥物

但是，說著說著，一些藥物，的的確確是不能跟咖啡因同服的，不是嗎？

各位看官，可能已經想到，其中一個例子，便是助眠藥、安眠藥，不難理解，咖啡因擁有提神的功能，所以，如果咖啡因跟助眠藥、安眠藥同服的話，一個是提神，一個是寧神，在用途上，便會產生相互作用，抗衡雙方的藥性，抵銷對方的藥效，這時候，到底是睡？還是不睡？

現在，藥罐子跟各位看官，一同深入一點討論，還有一些藥物，為什麼不建議跟咖啡因同服。

首先，藥罐子跟各位看官分享一個公開的秘密：

其實，咖啡因進入人體後，便會產生相關的藥理作用，發揮相關的效果，所以，在相當程度上，就算說咖啡因是一種藥，實不為過。

實際上，跟藥物一樣，咖啡因進入人體後，同樣會進行吸收、分布、代謝、排泄這四個過程，在這個過程裡，產生相關的藥理作用，發揮相關的效果。

其中，在代謝上，咖啡因主要是透過肝臟細胞色素 P450 系統的其中

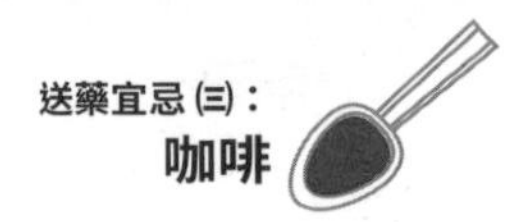

一種稱為「Cytochrome P450 1A2 （CYP1A2）」的酵素進行代謝失活的。

問題是，一些藥偏偏就是這種酵素的剋星，能夠抑制這種酵素代謝咖啡因的正常功能，導致咖啡因在體內不能如常進行代謝，從而增加咖啡因在體內的水平，大大增加出現副作用的風險。其中，一些選擇性血清素再回收抑制劑（Selective Serotonin Reuptake Inhibitors, SSRIs）（例如 Fluvoxamine）、抗精神病藥（Antipsychotics）（例如 Clozapine）、Phenylpropanolamine（一種俗稱「通鼻塞藥」的血管收縮劑）、Theophylline（一種支氣管擴張劑）等等，便是一些常見的例子。[1]

當然，這只是其中一些例子，族繁不及備載，所以，如果不肯定自己手上的藥物能不能跟咖啡同服的話，最穩妥的做法，當然是用清水送服吧！

其實，一般而言，無論是什麼藥，藥罐子建議，最理想的服法，還是用清水送服吧！

一些藥能夠抑制肝臟代謝咖啡因的正常功能，導致咖啡因在體內不能如常進行代謝，從而增加咖啡因在體內的水平，大大增加出現副作用的風險。

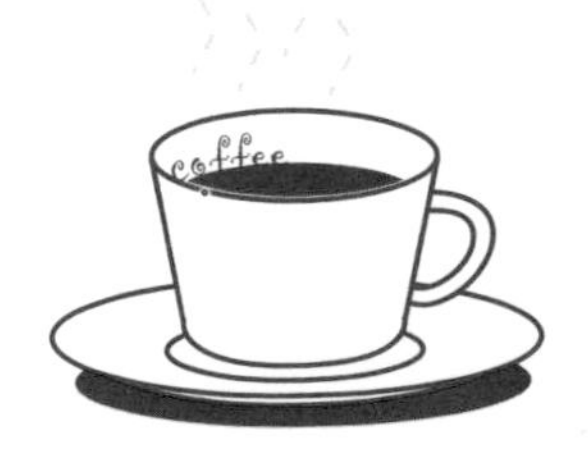

Reference

[1] Carrillo JA, Benitez J. Clinically significant pharmacokinetic interactions between dietary caffeine and medications. *Clin Pharmacokinet*. 2000;39(2):127-53.

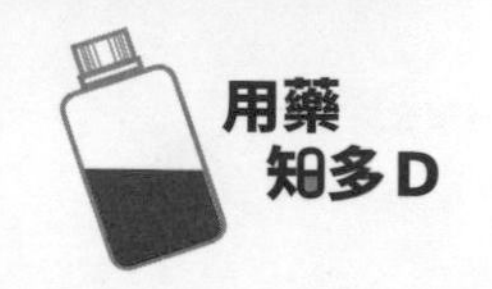

送藥宜忌(四)：牛奶

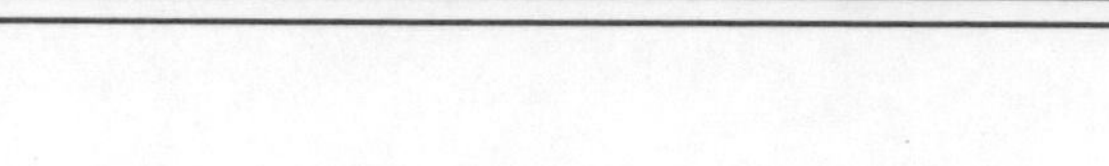

說在前面，一般而言，服藥不宜用牛奶送服。

背後的原因，主要可以分為以下兩個：

❶ 藥物的成分

在成分上，一些藥物不建議跟牛奶同服，因為牛奶蘊含豐富的鈣質，這些鈣質可能會跟藥物的有效成分結合，從而阻礙藥物在腸道的吸收，減少藥物的生體可用率（Bioavailability），例如四環素（Tetracycline）。

所謂「生體可用率」，在藥理學上，是指服用一種藥物後，能夠進入體循環的比率，根據一般定義，如果藥物透過靜脈注射進入身體的話，生體可用率便是100%。但是，除此之外，如果是其他途徑的話，例如口服、外用，相關的生體可用率，便會因為不能被身體完全吸收而下降。

聰明的看官，看到這裡，一定會想到，這些藥物不建議跟牛奶同服，真正的重點，在牛奶的鈣質，同理，這些藥物不建議跟奶類製品、豆類製品、乾果果仁、綠葉蔬菜（例如波菜）這些蘊含豐富鈣質的食品同服。當然，不用問，這些藥物更加不建議跟鈣片同服。

一些看官，可能會問：

「我就是不能分辨哪些食物是高鈣、中鈣、低鈣，怎麼辦？」

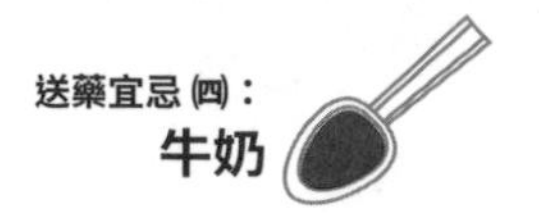

聰明的看倌，一定會想到，餐前服藥不就行了嗎？

對，假設所有食物同樣蘊含豐富的鈣質，這樣的話，便不需要理會裡面的鈣含量是多是少，在相當程度上，這算是一種「寧枉勿縱」的方案，未嘗不是一個不錯的方法。

所以，在用法上，一般建議，這些藥物如果沒有其他指示的話（例如餐後服藥），或者餐前服藥沒有出現不適（例如噁心），一般而言，藥罐子會建議餐前服藥，確保藥物在腸道的吸收率，達到最佳的狀態。

❷ 藥物的劑型

在劑型上，一些藥物並不建議跟牛奶同服。其中一種便是腸溶片（Enteric-coated Tablets）。

所謂「腸溶片」，顧名思義，是指「在腸道溶解的藥片」，主要的目的，是希望讓藥物能夠繞過胃部，從而能夠直達小腸進行消化、分解、吸收。

腸溶片，主要的設計，是在藥物的外層塗上一層薄薄的膜衣，確保藥物的有效成分能夠順利通過胃部，直達腸道，安全上壘，讓藥物可以在小腸溶解、釋放、吸收。簡單說，就是「只溶於腸，不溶於胃」。

那麼，為什麼一些藥物不能在胃部進行消化、分解、吸收呢？

背後的原因，主要有以下兩個：

第一，一些藥物會刺激胃壁。

舉例說，亞士匹靈（Aspirin），是一種舉世聞名的非類固醇消炎止痛藥（Non-steroidal Anti-inflammatory Drugs, NSAIDs），歷史悠久，但是，亞士匹靈的副作用同樣舉世聞名，便是增加胃酸的分泌，減少胃部黏膜的分泌，削弱胃壁抗衡胃酸的功能，增加胃壁受損的機會，從而造成胃部不適，甚至誘發胃潰瘍、胃出血的風險。

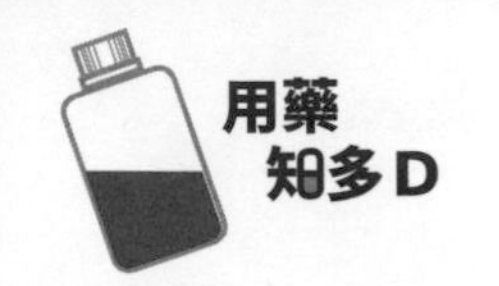

第二，一些藥物容易在酸性的環境下分解，從而降低了藥物的生體可用率。

舉例說，青霉素（Pencillin），同樣是一種舉世聞名的藥物，歷史悠久，可以說是抗生素的始祖。但是，青霉素在酸性的環境下容易分解，所以，服用青霉素這類抗生素的時候，一般建議餐前服藥，希望在較少胃酸分泌的情況下（進食的時候，會刺激胃壁分泌胃液，不然的話，怎能消化、吸收？），目的在盡量提高青霉素的生體可用率，發揮最大的藥效。

腸和胃最大的不同，在兩者的酸鹼值。胃壁會分泌鹽酸（Hydrochloric Acid, HCl），俗稱胃酸，讓胃部呈酸性，腸壁會分泌碳酸氫鹽（Hydrogen Carbonate, HCO_3^-），讓腸部呈鹼性。

所以，不難想像，腸溶片的原理，就是在藥物的外層添加一層耐酸性的薄膜，讓藥物不會在酸性的環境下溶化，只會在鹼性的環境下溶化。

聰明的看官，看到這裡，一定會想到，這種腸溶片存在一個致命的弱點，就是對消化系統的酸鹼值十分敏感。如果貿然增加胃部的酸鹼值的話，讓胃部趨向鹼性，例如服用胃藥、進食奶類製品，腸溶片的塗層，便可能會提早在胃部溶解，釋放藥用成分出來，導致藥物在胃部進行分解，破壞藥性，從而減低藥物的生體可用率，削弱藥效，或者刺激胃壁，增加胃酸的分泌，減少胃黏膜的分泌，從而增加對胃部的刺激，構成副作用。

這就是說，如果需要服用腸溶片的話，一般而言，除了建議避免咀嚼、咬碎外，還建議避免同時服用胃藥、進食奶類製品，避免腸溶片的膜衣受到破壞。如果不行的話，兩者便應該分隔至少兩小時服用，減少兩者在消化道裡相遇的機會，保障藥物能夠發揮理想的藥效。

牛奶蘊含豐富的鈣質，這些鈣質可能會跟藥物的有效成分結合，從而阻礙藥物在腸道的吸收，減少藥物的生體可用率。

送藥宜忌(五)：西柚

有時候，大家在公立醫院、診所領藥的時候，一些藥物的藥物標籤上面，可能會指示用藥者「勿進食西柚或飲用西柚汁」，不知道，大家看到這種標示的時候，會不會摸不著頭腦呢？

面對這種標示，真的會讓不少用藥者百思不得其解，換來一臉茫然，滿腦子都是一大堆問號。

其實，乍看之下，藥物跟西柚，兩者好像扯不上關係，而且，單是營養價值，西柚這種水果，裡面蘊含豐富的營養素，怎麼看都算是一種健康的食品，理論上，只會有益無害，所以，真的要說的話，撇開其他因素不說，沒有多少人真的會反對人家進食西柚。

但是，在用藥上，西柚便是另一個故事了……

那麼，服藥到底跟西柚有什麼關係呢？

實際上，一些藥物的確不宜跟西柚同服。

一般而言，背後的原因，主要有以下三個：

第一，西柚裡面蘊含豐富的呋喃香豆素（Furanocoumarins），別小看這種成分，這種成分能夠抑制體內肝臟細胞色素 P450 系統其中一種稱為「Cytochrome P450 3A4（CYP3A4）」的酵素，從而抑制這種酵素代謝藥物的正常功能，導致一些藥物在體內不能如常進行代謝，便會大大

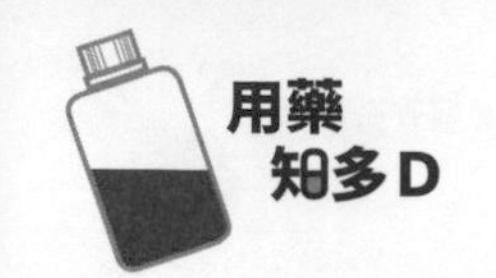

增加這些藥物在體內的水平，大大增加出現副作用的風險，甚至構成毒性，不利用藥。

其中，一些血壓藥（例如 Felodipine）、一些俗稱「抗排斥藥」的免疫抑制劑（Immunosuppressant）（例如 Cyclosporin A），便是一些常見的例子。

第二，除了呋喃香豆素外，西柚裡面還有一些類黃酮（Flavonoids），同時能夠抑制細胞膜（Cell Membrane）表面上負責運輸一些陰離子（Anion）的有機陰離子轉運肽（Organic Anion Transporting Polypeptides, OATP）的正常功能。這種轉運肽，主要的功能，在作為一種載體，讓藥物能夠透過這條通道，進入細胞裡面，發揮藥效。

所以，如果抑制這種轉運肽的話，便會妨礙一些藥物透過這個載體進入細胞，降低藥物的生體可用率（Bioavailability），從而削弱藥效，不利用藥。

舉例說，一些抗組織胺（Antihistamine），例如 Fexofenadine，便是其中一個例子。[1]

第三，西柚裡面其中一些類黃酮，例如 Kaempferol、Naringenin，還可以作為一種酯酶抑制劑（Esterase Inhibitors），顧名思義，在抑制體內肝臟一種稱為「酯酶（Esterase）」的酵素，抑制一些藥物在體內的代謝，從而大大增加這些藥物在體內的水平，大大增加出現副作用的風險。

舉例說，一些血壓藥（例如 Enalapril）、一些稱為「他汀類藥物（Statins）」的膽固醇藥（例如 Lovastatin），便是一些常見的例子。[2]

最後，補充一點：

其實，除了西柚外，其他柑橘類水果，例如柑橘，裡面同樣含有這些呋喃香豆素、類黃酮，這就是說，最理想的做法，是「勿進食柑橘類水果或飲用柑橘類水果汁」，以策安全。

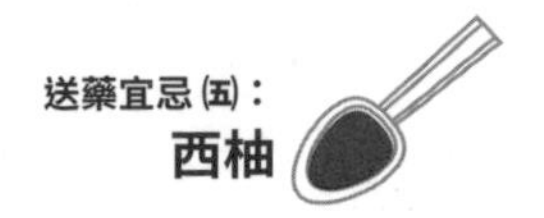

同時，因為這些柑橘類水果，主要在透過抑制藥物的代謝，產生相關的相互作用，所以，理論上，撇開其他因素不說，就算將兩者分隔至少兩小時服用，也未必能夠減低出現這種相互作用的風險。

所以，一般建議在服藥期間，這些柑橘類水果還是可免則免。其實，維持均衡飲食，還有其他蔬果吧！

除了西柚外，其他柑橘類水果，例如柑橘，裡面同樣含有這些呋喃香豆素、類黃酮，這就是說，最理想的做法，是「勿進食柑橘類水果或飲用柑橘類水果汁」，以策安全。

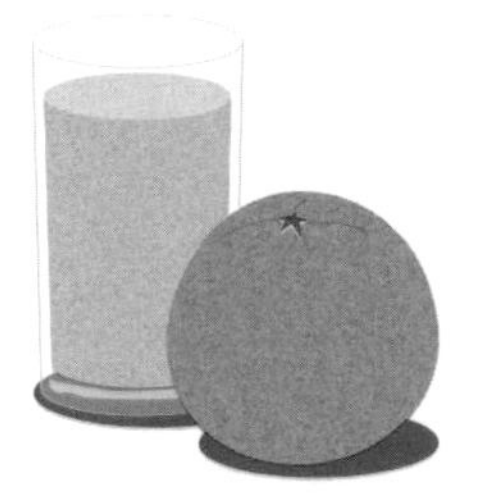

Reference

[1] Dresser GK, Bailey DG, Leake BF, Schwarz UI, Dawson PA, Freeman DJ, *et al*. Fruit juices inhibit organic anion transporting polypeptide-mediated drug uptake to decrease the oral availability of fexofenadine. *Clin Pharmacol Ther*. 2002;71(1):11-20.

[2] Li P, Callery PS, Gan LS, Balani SK. Esterase inhibition by grapefruit juice flavonoids leading to a new drug interaction. *Drug Metab Dispos*. 2007;35(7):1203-1208.

送藥宜忌㈥：可樂

服藥，到底能不能用可樂送服呢？

說在前面，單是看這個問題，藥罐子相信，大部分的看官，應該會知道，一般而言，服藥當然不建議用可樂送服。

對，無錯，服藥不宜用可樂送服，這是天下共識，所以，本文的重點，其實是……

服藥為什麼不能用可樂送服？

現在，藥罐子便在這裡，為各位看官娓娓道來，慢慢說明一下吧！

一般而言，背後的原因，主要有以下兩個：

❶ 可樂蘊含碳酸（Carbonic Acid, H_2CO_3）

實際上，藥罐子相信，說到可樂，很多看官的第一印象，總是離不開「氣泡」，不是嗎？

不管是罐裝，還是樽裝，不管是拉開，還是扭開，開啟可樂容器的時候，不是會冒一大堆氣泡出來嗎？

其實，這是因為可樂裡面注入了大量的二氧化碳，所以，開啟可樂容器的時候，裡面便會一下子釋放大量的氣體出來，從而產生氣泡。

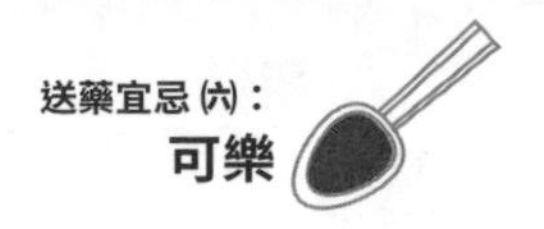

同時，在化學上，將二氧化碳注入水裡，便會生成碳酸。

$$CO_2 + H_2O \rightleftharpoons H_2CO_3$$

所以，簡單說，可樂是呈酸性的。

當然，各位看官，可能會問：

「藥罐子，可樂是酸是鹼，跟服藥有什麼關係呢？還有，就算可樂真的略帶酸性，灌進肚子裡，進入胃部，遇到胃酸，酸碰到酸，不就是一樣嗎？」

唔……其實，在用藥上，一些藥物會較容易在酸性的環境下被吸收，從而可能會促進藥物的吸收，大大增加藥物的生體可用率（Bioavailability）。

舉例說，一些抗真菌藥，例如 Ketoconazole，需要一個酸性的環境，透過跟鹽酸（Hydrochloric Acid, HCl）結合，成為一種鹽酸鹽（Hydrochloride Salt），才能有效吸收，所以，如果跟可樂同服的話，便可能會增加 Ketoconazole 的吸收率。

當然，反過來，這些藥便不建議跟胃藥同服，例如抗酸劑、制酸劑，避免增加胃部的酸鹼值，讓胃部趨向鹼性，減少藥物的吸收。所以，如果真的需要服用胃藥的話，一般建議，兩者應該分隔至少兩小時服用，減低兩種藥物同時在胃部相遇的機會，從而減少出現相互作用的風險。

藥罐子相信，對面的看官，可能會感到奇怪：

「咦，藥罐子，這樣子，藥物得到較理想的吸收，從而發揮較理想的藥效，不是美事一樁嗎？這有什麼問題呢？」

對，舉例說，如果是一些胃酸缺乏（Achlorhydria）人士的話，胃部不能分泌足夠的胃酸，有時候，可能會反其道而行，建議用可樂送服，目的在促進 Ketoconazole 的吸收。[1]

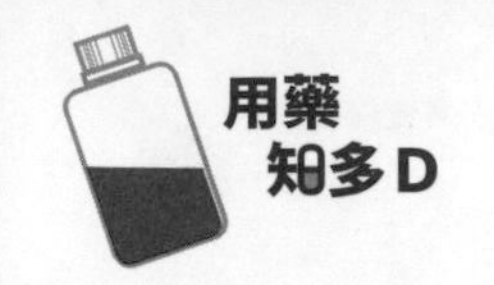

話是這樣說，無錯，但是，有時候，吸收過大，藥效過大，同時可能會增加副作用的機會，甚至構成毒性，得不償失，不利用藥。

舉例說，一些非類固醇消炎止痛藥（Non-steroidal Anti-inflammatory Drugs, NSAIDs），例如 Ibuprofen，如果跟可樂同服的話，同樣會增加藥物的吸收率。[2]

這時候，便可能需要減藥，調低劑量，從而減少出現過量的機會。

當然，聰明的看官，應該會知道，基於這個原因，除了可樂外，這些藥同樣不建議用其他汽水送服。

❷ 可樂蘊含咖啡因（Caffeine）

可樂其中一個主要的成分，是可樂果（Kola Nuts），不然的話，怎麼會稱為可樂呢？

同時，可樂果蘊含豐富的咖啡因，所以，能夠帶給可樂一種苦澀的味道。

這就是說，如同咖啡一樣，一些藥物，偏偏就是不能跟咖啡因同服的。

舉例說，咖啡因自己不是一個簡單的例子嗎？

對，一些止痛藥、傷風感冒藥，有時候，裡面還可能會添加咖啡因，不是助一助攻，提高止痛藥的止痛功效，便是提一提神，抵銷傷風感冒所帶來的疲態，總之，不論是什麼原因，咖啡因便是咖啡因，所以，如果跟可樂同服的話，便可能會增加咖啡因的攝取量，從而增加出現副作用的機會，例如頭痛、噁心、嘔吐、失眠、心悸。

除此之外，在代謝上，咖啡因主要是透過肝臟細胞色素 P450 系統的其中一種稱為「Cytochrome P450 1A2（CYP1A2）」的酵素進行代謝失活的。

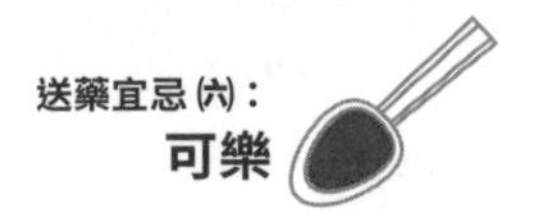

問題是，一些藥物，如果能夠抑制這種酵素的話，導致咖啡因在體內不能如常進行代謝，同樣會增加咖啡因在體內的水平，大大增加出現副作用的風險。其中，一些選擇性血清素再回收抑制劑（Selective Serotonin Reuptake Inhibitors, SSRIs）（例如 Fluvoxamine）、抗精神病藥（Antipsychotics）（例如 Clozapine）、Phenylpropanolamine（一種俗稱「通鼻塞藥」的血管收縮劑）、Theophylline（一種支氣管擴張劑）等等，便是一些常見的例子。[3]（請參閱〈送藥宜忌（三）：咖啡〉一章）

其實，無論是什麼藥，藥罐子建議，最理想的服法，還是用清水送服吧！

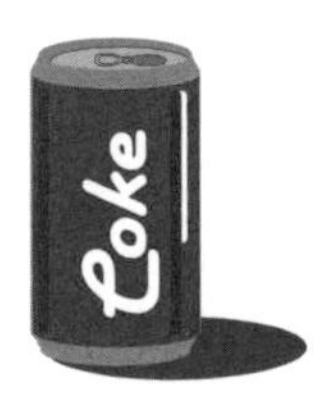

Reference

[1] Chin TWF, Loeb M, Fong IW. Effects of an acidic beverage (Coca-Cola) on absorption of ketoconazole. *Antimicrob Agents Chemother*. 1995;39:1671-5.

[2] Kondal A, Garg SK. Influence of acidic beverage (Coca-Cola) on pharmacokinetics of ibuprofen in healthy rabbits. *Indian J Exp Biol*. 2003;41(11):1322-1324.

[3] Carrillo JA, Benitez J. Clinically significant pharmacokinetic interactions between dietary caffeine and medications. *Clin Pharmacokinet*. 2000;39(2):127-53.

送藥宜忌(七)：酒精

酒，真的讓人又愛又恨，悲喜交集。

清初名士鄭板橋，除了留下「難得糊塗」這句膾炙人口的名言外，同時還曾經說過：

「酒能亂性，所以佛戒之。酒能養性，所以仙家飲之。所以，有酒時學佛，沒酒時學仙。」

但是，在用藥上，無論如何，不管是有酒，還是沒酒，不管是學佛，還是學仙，服藥就是不宜用酒精送服。

其實，藥罐子相信，很多看官，多多少少，應該聽過，服藥不宜用酒精送服，所以，本文的重點，其實是……

服藥為什麼不能用酒精送服？

現在，藥罐子便在這裡，跟各位看官詳細分享一下吧！

其實，最主要的原因，很簡單，就是四個字：「相互作用」！

對，有時候，一些藥物，如果跟酒精同服的話，便可能會產生相互作用，不管是適應症，還是副作用，不是「1 + 1 > 2」的「協同效應（Synergic Effect）」；便是「1 + 1 < 2」的「配伍禁忌（Contraindications）」，簡單說，不是相生，便是相剋，不是扣減藥性，

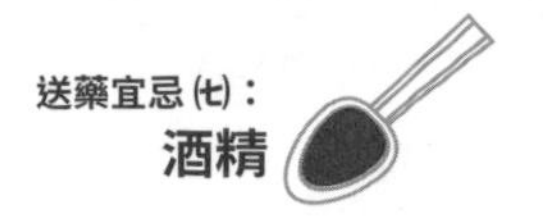

便是加大毒性。

實際上，相較其他東西而言，酒精較容易會跟藥物產生相互作用，這些受影響藥物可以說是多不勝數，族繁不及備載。

其中，較嚴重的相互作用，主要有以下兩個：

❶ 抑制中樞神經系統

酒精，在相當程度上，是一種中樞神經抑制劑（Central Nervous System Depressant），不然的話，怎會醉呢？

所以，一些作用於中樞神經系統的藥物，舉例說，一些安眠藥（例如 Zolpidem）、鎮靜劑（例如 Benzodiazepines）、抗抑鬱藥（例如 Tricyclic Antidepressants, TCA）、鴉片類藥物（例如 Tramadol），甚至一些抗組織胺（Antihistamine），如果跟酒精同服的話，酒精便可能會加強這些藥物抑制中樞神經系統的效果，例如嗜睡，這時候，更加不建議用藥者駕駛、操作機械，避免構成危險。

這是一個十分重要的提醒，為什麼？

舉例說，對於一些罹患抑鬱症的用藥者而言，除了可能需要服用一些抗抑鬱藥外，還會不會可能想借酒消愁，黃湯下肚，排一排憂，解一解悶呢？

這時候，藥物便可能會跟酒精同服，從而大大增加出現相互作用的機會。用藥者，豈能不慎？

❷ 類二硫龍反應（Disulfiram-like Reactions）

所謂「類二硫龍反應」，簡單說，就是跟二硫龍（Disulfiram）產生同樣的反應。

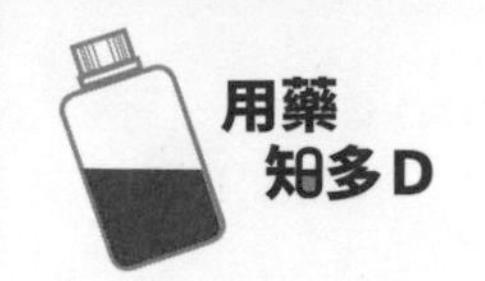

有時候，如果一些藥物跟酒精同服的話，例如血糖藥（主要是磺脲類藥物（Sulfonylureas））、抗生素（主要是頭孢菌素（Cephalosporin）），便可能會跟二硫龍一樣，抑制肝臟乙醛脫氫酶（Acetaldehyde Dehydrogenase）的功能，讓酒精進入人體後，在肝臟進行代謝的時候，所產生的乙醛（Acetaldehyde），不能透過乙醛脫氫酶，進一步分解成為乙酸（Acetic Acid），導致乙醛不能進行代謝，繼而排泄，這樣的話，乙醛便會不斷累積，達到一定的水平，便會誘發酒精耐受不良（Ethanol Intolerance），產生一些讓人不適的症狀，例如頭痛、噁心、嘔吐、皮膚潮紅，從而產生抗拒，這些症狀，綜合起來，統稱為「類二硫龍反應」。

各位看官，看到這裡，可能已經想到，不管這個反應，是「二硫龍反應」，還是「類二硫龍反應」，是真是假，總之，只要能夠跟酒精產生這種相互作用的話，反過來，其實這些成分便可以作為一種戒酒藥，幫助用藥者戒一戒酒，戒斷酒癮。

對，其實，在用藥上，二硫龍真正的用途，本來就是戒酒！

在兵法上，這是一種「奇正之變（《孫子兵法·兵勢》）」。

在藥理學上，「正」是指藥物的適應症（Indications），「奇」是指藥物的副作用（Side Effects）。其實，用藥之道，就是「奇」「正」兩者之間的變化，而且，「奇」「正」本來是一個主觀的概念，在不同的病症上，無時無刻在不斷變化，所以，無窮無盡，不可勝窮也（《孫子兵法·兵勢》）。

在這個情況下，不管用藥者是戒酒，還是被戒酒，撇開其他不說，單是這種二硫龍反應，便已經足以構成一個誘因，讓用藥者望而生畏，主動配合，滴酒不沾，對吧？

所以，在這裡，奇正互變，這種相互作用，成為了藥物的適應症。

最後，這只是其中一些例子。實際上，還有很多藥物，能夠跟酒精

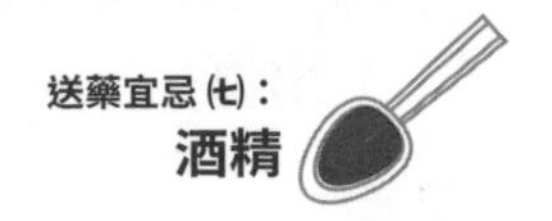

產生相互作用，實在不能一一盡錄。

這就是說，最保險的做法，還是避免跟酒精同服，因為用藥者未必百分百肯定自己手上的藥物能不能跟酒精同服！

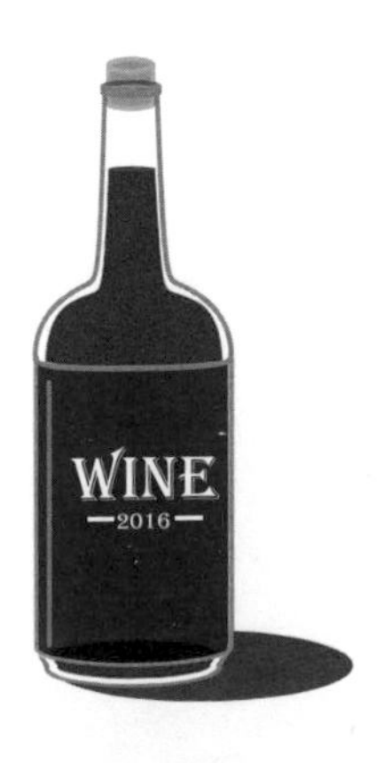

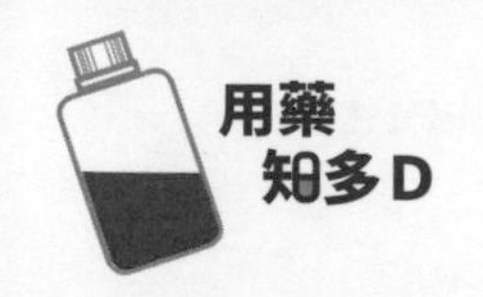

送藥宜忌（八）：血壓藥 vs 香蕉

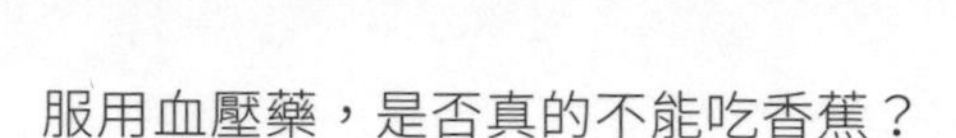

服用血壓藥，是否真的不能吃香蕉？

其實，藥罐子會寫這篇文章，背景是這樣的：

最近，有人跟藥罐子說：

「唉呀！藥罐子！剛剛聽到人家說，原來服用血壓藥，是不能吃香蕉的……糟糕了！糟糕了！我每天還吃兩根香蕉……這樣會不會出現什麼問題呢？」

首先，單從這句話，不用問，這個人一定是高血壓人士，不然的話，他怎會這麼緊張呢？

至於，服血壓藥，為什麼不能吃香蕉呢？

唔……這個人的答案是：

「不說不知道，原來香蕉蘊含大量的鉀質（Potassium），同服血壓藥，便可能會升高體內的鉀質，從而增加心律不正的風險。」

姑且不論這個「人家」到底是何方神聖，現在，請容許藥罐子在這裡，跟各位看倌娓娓道來，一同簡單分享一下吧！

唔……首先，香蕉蘊含大量的鉀質，這點無錯，的確，香蕉屬於一種高鉀食品，進食香蕉，能夠幫助身體補充鉀質，這是一件不爭的事實。

實際上，人體在正常的情況下，會排走多餘的鉀質，所以，一般而言，問題不大。

至於，說到同服血壓藥會不會誘發高血鉀症(Hyperkalemia)，重要的關鍵，在服用什麼血壓藥。

現在，醫學昌明，藥物研發的技術，日新月異，很多血壓藥，相繼問世，單是市面上的血壓藥，便已經不下幾十種，可以說是五花八門。真的要分門別類的話，基本上，主要可以分為四種，分別是血管緊張素轉化酶抑制劑(Angiotensin Converting Enzyme Inhibitors, ACEI)(或者血管緊張素受體阻斷劑(Angiotensin Receptor Blocker, ARB))、β受體抑制劑(β-blocker)、鈣離子通道抑制劑(Calcium Channel Blocker, CCB)、利尿劑(Diuretics)，合稱「ABCD」。

其中，跟鉀質扯得上關係的，主要是血管緊張素轉化酶抑制劑(或者血管緊張素受體阻斷劑)、利尿劑這兩種：

❶ 利尿劑

在繼續討論前，應當說明：

就算是利尿劑，並不是所有的利尿劑，都一定會升高血鉀的。

實際上，除了保鉀型利尿劑(Potassium-sparing Diuretics)外，大部分的利尿藥，在排走水分的時候，同時會排走大量的鉀質，所以，加鉀不成反降鉀，反而可能會誘發低血鉀症(Hypokalemia)。有時候，還可能需要透過服用一些俗稱「鉀丸」的鉀補充劑，額外補充鉀質，讓體內的鉀質能夠維持在一個正常的水平，不高不低，因為過低的血鉀，同樣可能會增加心律不正的風險。

所謂「保鉀型利尿劑」，顧名思義，是指一種能夠滯留鉀質的利尿劑，透過阻斷腎臟裡皮質集合管(Cortical Collecting Tubules)的鈉離子通道(Sodium Channel)，阻斷鈉質的吸收，同時為了平衡電解質的電荷，便

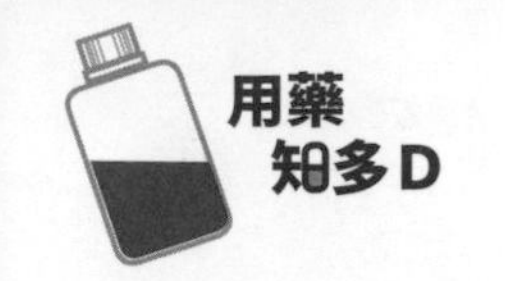

會減少鉀質的排泄，達到「保鉀」的效果。

除此之外，一些醛固酮拮抗劑（Aldosterone Antagonist），作用原理，顧名思義，在透過阻斷醛固酮（Aldosterone）跟皮質集合管的醛固酮受體（Aldosterone Receptors）結合，抗衡醛固酮，從而抑制皮質集合管內的鈉鉀泵（Na^+/K^+ ATPase），阻斷鈉質的吸收，同時阻斷鉀質的排泄，所以，鉀質便不能排出體外，累積在體內，誘發高血鉀症。

❷ 血管緊張素轉化酶抑制劑、血管緊張素受體阻斷劑

不管是血管緊張素轉化酶抑制劑，還是血管緊張素受體阻斷劑，兩者的作用原理，在抑制一個稱為「腎素—血管緊張素—醛固酮系統（Renin-Angiotensin-Aldosterone System, RAAS）」的人體自我控制血壓系統，因為作用機制實在太複雜了，請容許藥罐子在這裡不多加贅述，簡單說，最終的目的，在抑制血管緊張素 II（Angiotensin II）的功能，從而能夠抑制醛固酮的分泌，同樣會阻斷鉀質的排泄，所以，鉀質便會滯留在體內，誘發高血鉀症。

最後，回到最初的問題：

「因為服用血壓藥，所以不能吃香蕉。」這句話，雖不全對，亦不全錯，因為服用一些血壓藥，真的需要盡量控制鉀質的攝取，減少鉀質出現過量的情況，從而減少出現高血鉀症的機會，避免出現心律不正的風險，構成危險。

所以，「服用血壓藥，到底能不能吃香蕉？」真正的答案，還要問：「到底是什麼血壓藥？」

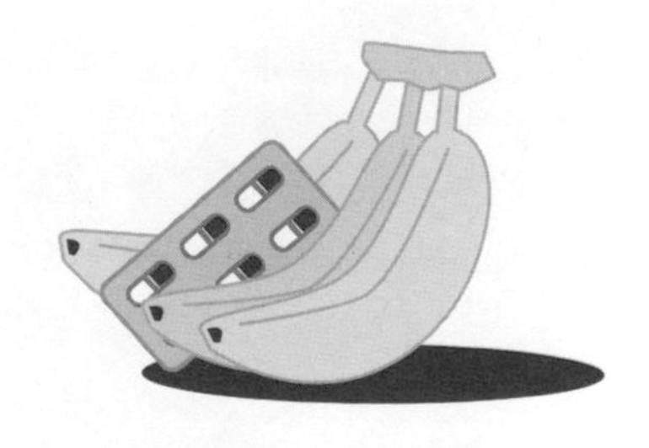

送藥宜忌（九）：抑鬱症 vs 芝士

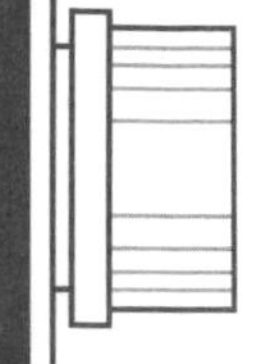

最近，有人問藥罐子這個問題：

「抑鬱症人士，在什麼情況下，不能吃芝士？」

不對，不對，真的要說的話，其實，本來的問題，應該是「抑鬱症人士，為什麼不能吃芝士？」可是，藥罐子覺得這標題，容易會產生一種不必要的誤會，所以，藥罐子便直接問：

「抑鬱症人士，到底在什麼情況下，不能吃芝士？」

唔……說真的，其實，抑鬱症跟芝士有什麼關係呢？

乍看之下，一個是病症，一個是食物，在一些情況下，兩者的確會扯得上關係。常言道，高血壓的，請戒鹹（其實是戒鈉）；高血糖的，請戒甜（其實是戒糖），不就是兩個活生生的例子嗎？

當然，話是這樣說，無錯，但是，據藥罐子所知，芝士不一定會誘發抑鬱症；同時，抑鬱症不一定要戒掉芝士，迄今為止，兩者暫時不見得存在任何直接的關係。

但是，這兩件看來好像風馬牛不相及的事情，如果配合一些條件的話，便會成為一道橋樑，連接這兩件事情，讓兩者連成一線，構成關係。這樣，一切便可以說得通了……

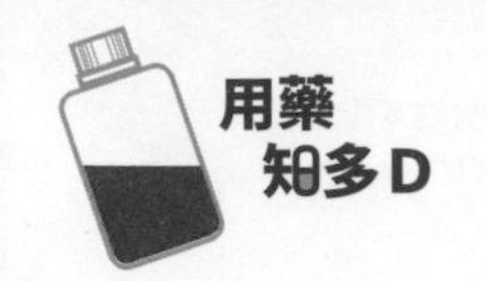

這條關鍵的線，便是單胺氧化酶抑制劑（Monoamine Oxidase Inhibitors, MAOI）這種藥。

在用藥上，單胺氧化酶抑制劑，主要是一種抗抑鬱藥，適用於治療抑鬱症。

單胺氧化酶抑制劑，作用原理，顧名思義，在抑制體內的單胺氧化酶（Monoamine Oxidase, MAO），從而延緩一些神經傳遞介質（Neurotransmitter）進行分解，例如去甲腎上腺素（Norepinephrine）、血清素（Serotonin）、多巴胺（Dopamine），目的在增加這些神經傳遞介質在神經突觸（Synapse）的水平，產生抗抑鬱的效果，從而紓緩一些抑鬱症的症狀。

問題是，一些芝士，特別是陳年老芝士，蘊含豐富的酪氨酸（Tyrosine），在消化道裡，會受到消化系統的消化酶，主要是酪氨酸脫羧酶（Tyrosine Decarboxylase），進行脫羧基作用（Decarboxylation），分解成為酪胺（Tyramine）。在正常的情況下，酪胺經過消化道吸收後，進入肝臟的時候，便會透過肝臟裡的單胺氧化酶，進行氧化脫氨基作用（Oxidative Deamination），代謝失活，所以，一般而言，問題不大。

但是，不難理解，當酪胺遇上單胺氧化酶抑制劑的時候，肝臟裡的單胺氧化酶便會受到抑制，不能發揮正常的功能，在這個情況下，酪胺便不能如常進行代謝，繼而不斷累積在肝臟裡，導致過量，然後，透過一種稱為「囊泡單胺轉運體（Vesicular Monoamine Transporter, VMAT）」的轉運蛋白，作為載體，被運送到突觸囊泡（Synaptic Vesicles）裡，進而取代本來貯存在囊泡裡的去甲腎上腺素，一出一入，便會釋放大量的去甲腎上腺素出來，便可能會迅速升高血壓，從而導致高血壓危象（Hypertensive Crisis），構成危險。這種現象，便以芝士命名，稱為「乳酪效應（Cheese Reaction）」。

在劑量上，理論上，一般而言，10mg 的酪胺便會升高血壓；25mg 的酪胺便會產生高血壓危象。[1]

在症狀上，高血壓危象，顧名思義，第一個，不用問，當然是高血壓，不但高，而且十分高，對體內器官，足以構成損害。（不然的話，這種「高血壓」怎會稱得上是危象呢？）除此之外，還可能會出現頭痛、噁心、嘔吐、冒汗的症狀。

在治療上，不難想像，不論是不是高血壓危象，高血壓還是高血壓，所以，在用藥上，當然還是血壓藥。

但是，理所當然，這種高血壓危象，可免則免。

在預防上，面對這種「鐵三角」，最正常的做法，當然是「三缺一」，要麼不要抑鬱，要麼不要酪胺，要麼不要單胺氧化酶抑制劑，只要三者沒有其中一種的話，高血壓危象不就是不會發生嗎？問題不就是已經解決嗎？

當然，預防勝於治療，沒有抑鬱，永遠是最佳的方法。但是，如果真的不幸罹患抑鬱症的話，那麼，唯一的方法，便只剩下兩個：

❶ 戒口

誠然，因為酪氨酸是乳酪效應的其中一個禍因，所以，不難想像，戒口是其中一個可行的方法，透過控制飲食，盡量減少酪氨酸的攝取，減少酪胺的產生，讓體內的酪胺能夠維持在一個安全的水平，從而減低出現乳酪效應的風險。

所以，一般建議，在服用單胺氧化酶抑制劑的時候，盡量減少進食一些蘊含豐富酪氨酸的食品，例如乳酪、芝士、肉汁、肉醬、加工肉類，減低出現高血壓危象的機會。

❷ 轉藥

同理，因為單胺氧化酶抑制劑是乳酪效應的其中一個禍因，所以，不難想像，轉藥是其中一個可行的方法。沒有單胺氧化酶抑制劑，單胺氧化酶便不會受到抑制，酪胺自然便不會大量囤積，誘發高血壓危象，

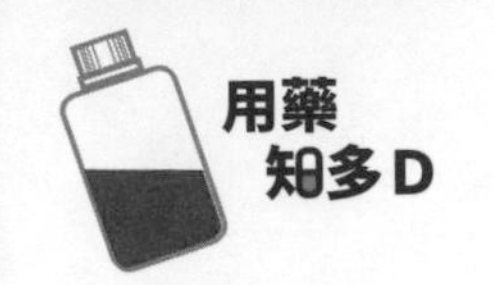

從而避免出現乳酪效應的風險。

實際上，治療抑鬱症，並不是只有單胺氧化酶抑制劑這個選項，還有很多選項，例如選擇性血清素再回收抑制劑（Selective Serotonin Reuptake Inhibitors, SSRIs）。

同時，單是單胺氧化酶，基本上，還可以分為A型單胺氧化酶（Monoamine Oxidase A, MAO-A）、B型單胺氧化酶（Monoamine Oxidase B, MAO-B）兩種。

其中，相較MAO-B而言，大部分的酪胺主要是透過MAO-A進行代謝的。所以，理論上，單胺氧化酶抑制劑，最主要的目的，是抑制MAO-B，而不是MAO-A，因為抑制MAO-A，是乳酪效應的主要來源。

實際上，藥廠現在已經相繼研發出新一代的單胺氧化酶抑制劑，稱為MAO-B抑制劑（MAO-B Inhibitors），希望能夠解決傳統單胺氧化酶抑制劑容易跟食物出現相沖的問題，從而減少乳酪效應的風險。

在藥性上，MAO-B抑制劑，顧名思義，擁有較大的MAO-B選擇性，能夠選擇性抑制MAO-B，不像傳統的單胺氧化酶抑制劑，採取「無差別」的抑制模式，同時抑制MAO-A、MAO-B，所以，理論上，相較而言，除非人體攝取大量的酪胺（>400mg），否則在正常的建議劑量下，MAO-B抑制劑較少會出現乳酪效應的風險，在使用上，一般會較安全。[2]

這就是說，相較傳統的單胺氧化酶抑制劑而言，MAO-B抑制劑可能是一個較理想的選項。

Reference

[1] Varon J, Marik PE. The diagnosis and management of hypertensive crises. *Chest*. 2000;118:214-227.

[2] Chen JJ, Swope D. Clinical pharmacology of rasagiline: A novel, second-generation propargylamine for the treatment of Parkinson disease. *J Clin Pharmacol*. 2005;45:878-894.

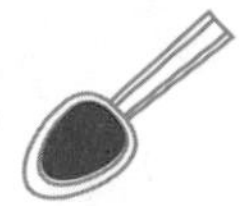

忘記服藥，怎麼辦？

用藥之難，在正確服藥。服藥之難，在準時、準確服藥。

不知道各位看官，有沒有試過忘記服藥呢？（藥罐子就是曾經試過！）

唉……藥罐子，就是這樣子的：

餓了，自然會想起要吃飯；睏了，自然會想起要睡覺；可是，病了，有時候，卻可以忘記服藥！

問題是，如果大家真的忘記服藥的話，怎麼辦？

一般而言，藥罐子會建議採用「中間分界」的原則，解決這個問題：

「中間分界」，顧名思義，取決於用藥者忘記服藥的時間長短，同時取決於上一次服藥跟下一次服藥這兩次服藥時間的中間點。

簡單說，如果忘記服藥的時間，還沒有越過兩次服藥的中間點，那麼，便盡快補服上一次的劑量，目的在盡量拉回藥物在體內的濃度，接近一個均衡的水平。但是，如果忘記服藥的時間，已經越過兩次服藥的中間點，那麼，便直接跳過上一次的劑量，既然忘了，便乾脆忘下去！忘了，便忘了；沒有服藥，便沒有服藥了。待到下一次服藥的時間，一切如常，繼續服藥，便是了。

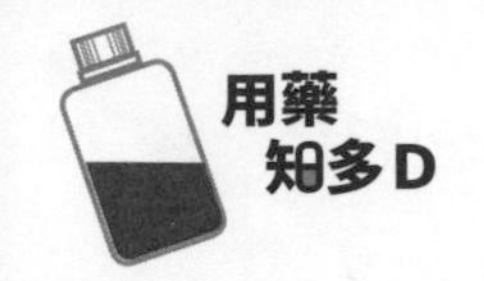

這時候，最重要的，是絕不建議服用雙倍的份量，補回上一次漏服的劑量，目的在避免藥物在體內的水平突然飆升，增加毒性，從而增加副作用的風險，得不償失。

因為，在醫學上，安全第一（First Do No Harm）永遠是排行第一的教條。

當然，凡事總會有例外，包括這條原則。有時候，一些藥物可能需要不同的處理方法。

舉一個簡單的例子，如果是一些助眠藥的話，一般而言，當然是睡前服用，幫助入睡。所以，如果待到翌日早上才想起來的話，那麼，當然便跳過這次劑量，不需要在早上補服，避免日間產生睡意，從而避免出現昏昏欲睡的情況。

當然，人是一種健忘的動物，偶爾一、兩次忘記服藥，實在無可厚非。但是，如果經常出現這個情況的話，總會有一個理由吧？！

有時候，遇到這個問題，便可能需要一同探討背後的原因，是不能也？還是不為也？是忘記？還是「被忘記」？（這不是開玩笑！有時候，一些用藥者因為擔心藥物的副作用，會主動忘記服藥！）是服藥的數量太多？還是服藥的次數太多？

這時候，我們便可能需要提供一些可行的方案，解決用藥者的煩惱。

當然，如果只是純粹忘記服藥的話，我們可以透過一些小道具，例如藥盒，輔助服藥，甚至直接跟醫生商量，減少服藥的次數，從而減少忘記服藥的機會。舉例說，三次減至一次，因為根據個人經驗，最常忘記的，大多是中間的劑量……

至於，如果是心理上抗拒服藥的話，唔……那麼，心病還須心藥醫，這便是藥物輔導的時候了……

用藥小道具(一)：藥盒

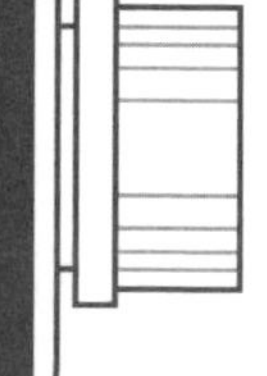

藥盒，顧名思義，便是存放藥物的盒子。

一般而言，一個藥盒大多擁有一個或以上的藥格，讓用藥者能夠按照服藥的數量、次數，將藥物放進藥格裡，除了方便用藥者攜帶外出外，還可以讓用藥者能夠遵循藥格上的指示，按時服藥。

在設計上，藥盒主要是透過製造一個密不透風的空間，防水、隔氣，阻隔空氣中的氧氣、水分進入藥格，避免裡面的藥物出現氧化、水解的現象，從而降低藥性，削弱療效，大大縮短藥物的保質期。所以，這就像一張保鮮紙，包裹著藥物，達到保護藥物的目的。

說到這裡，不知道各位看官有沒有一個疑問：

「藥盒，真的是用來存放藥物嗎？」

藥罐子的意思是，不知道各位看官有沒有想過一個問題：

「其實，從醫院、診所、藥房領過來的藥物，一般已經放在藥袋裡，好端端的，還需要倒進藥盒嗎？」

對！絕對正確！其實，單是藥袋，在密封的情況下，不但防水、隔氣，本來便已經是一個貯存藥物的理想環境，而且上面還會附有藥物標籤，清楚標示藥物名稱、服用方法，幫助用藥者正確服藥。單是貯存藥物，藥袋便已經綽綽有餘，那麼，為什麼還要多此一舉呢？

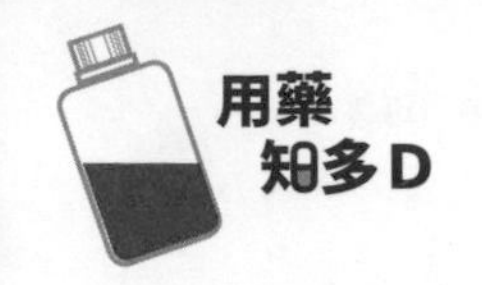

還有，如果要攜帶外出的話，藥袋、藥盒，請問哪一種會輕便點？

同時，請問各位看倌，大家真的覺得，將藥物轉移到藥盒裡，用藥者真的會較容易按時服藥嗎？

那麼，藥盒究竟有什麼用途呢？

唔……藥罐子不如舉一個例子，簡單說明一下吧！

假設一個藥盒，裡面有四格，分別代表早上、中午、下午、睡前四種不同的服藥時間，那麼，一個用藥者，在準備服用「睡前」這一格藥物的時候，打開藥盒，突然發現「下午」這一格的藥物仍然留在藥格裡，這代表什麼？

不用問，這代表用藥者忘記了服用「下午」的藥！

問題是，如果沒有這個藥盒的話，這個用藥者會知道嗎？

可能會，可能不會，但是，大多不會。

實際上，相較藥盒而言，不難想像，沒有多少人真的會點算藥袋裡面的藥物，所以，除非裡面只是剩下少量的藥物，讓用藥者較容易察覺，否則，你不說，我不說，誰會知道？

所以，真的要說的話，藥盒的主要用途，可以說是提醒用藥者服藥的鬧鐘，用來評估、改善用藥者服藥的依從性。

這就是說，如果沒有其他原因的話，其實，放在藥袋裡面的藥物，一般不建議全部倒進藥盒裡，取代藥袋，貯存藥物，一來，藥物倒來倒去，一進一出，便會較容易丟失藥物，平白浪費藥物，二來，這不是藥盒的真正用途，不能發揮藥盒的主要功能，平白糟蹋藥盒，總是帶著一點買櫝還珠的味道，入寶山而空回。

還有，就算真的需要將藥物放進藥盒裡，如果是排裝藥物的話，藥物已經用鋁箔紙包裝，近似真空包裝，自身已經是貯存藥物的理想環境，這樣的話，便不需要「啪」開鋁箔紙，將藥物取出來，只需要沿著鋁箔紙剪出藥物，然後，放進藥盒，便是了。

最後，回到最初的問題：

「藥盒，是用來存放藥物嗎？」

藥罐子會說，這不是藥盒的主要用途。藥盒的主要用途，是提醒用藥者準時服藥，還有幫助照顧者檢查用藥者有沒有準時服藥。至於貯存藥物，只是一種附帶功能，算是一種額外獎賞而已。

藥盒的主要用途，可以說是提醒用藥者服藥的鬧鐘，用來評估、改善用藥者服藥的依從性。

藥盒和切藥盒的分別

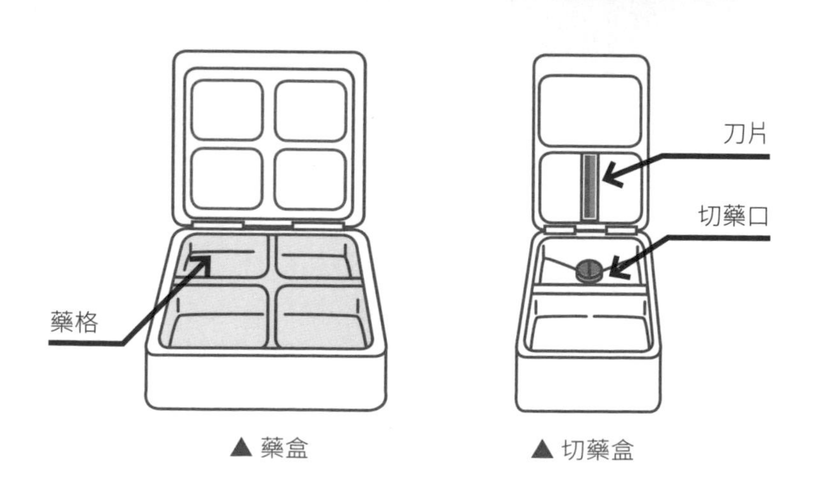

▲ 藥盒　　▲ 切藥盒

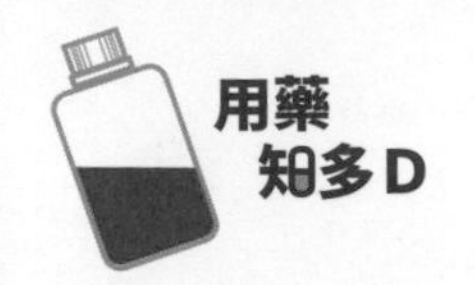

用藥小道具(二)：切藥盒

切藥盒，顧名思義，便是將藥片切成一半的盒子。

在設計上，切藥盒，生動一點說，就像包青天的龍頭鍘、虎頭鍘、狗頭鍘，中間有一個像「V」字的鍘口，微微向下傾斜，用來擺放、鎖定藥片，盒蓋裡配置一張刀片，就像鍘刀，用來切割藥片。

在用法上，十分簡單，只要打開切藥盒，將藥片放進這個「V」字的鍘口裡，然後，輕輕用力一拍，蓋上切藥盒，「啪」的一聲，藥片便會應聲一分為二了。

一些看倌，可能會問：

「為什麼要這麼麻煩，大費周章買一個切藥盒？難道徒手，或者利用水果刀，不行嗎？」

誠然，在設計上，一些藥片的中間，可能會劃出一條坑紋，主要的目的，便是方便用藥者將藥片徒手「啪」成一半，的確，沿著這條坑紋，會事半功倍，但是，大前提是用藥者必須具備一定程度的指力、氣力，對於一些年長的用藥者而言，氣力固然是一個重要的考慮因素，同時，不管是視力，還是指力，大多已經大不如前、不復當年，在視覺模糊、手指顫動的情況下，徒手「啪」藥，未必是一件容易的事情。

何況，就算是一般人，這樣徒手「啪」藥，有時候，一樣可能會弄痛手指，不是嗎？

還有，如果藥片是平面的話，用水果刀切開藥片，問題可能不大，但是，一些藥片，在打錠的時候，形狀可能會微微拱起。這樣的話，一方面用手按著藥片，一方面用刀切開藥片，藥片的表面，便可能會卸去一部分的力，刀鋒便可能會移位，出現偏差，並不是垂直落刀，從而會出現大小不一的現象。而且，如果藥片太小的話，還會較容易割傷手指，釀成意外。

所以，切藥盒還是擁有一定的存在價值的。

值得一提，切藥盒固然能夠將藥片切開一半，一分為二，但是，在用法上，還是會受到一定的限制的，並不一定適用於所有的藥物。

藥罐子相信，各位看官，一定會想到，其中一個最重要的條件，當然是藥片的形狀一定要對稱！不難理解，如果不對稱的話，劈開兩半，左、右的大小便會不一樣，劑量便會有所不同。

還有，切藥盒並不適用於切割膠囊、緩釋片（Sustained Release）、控釋片（Controlled Release）這些劑型。

膠囊自不用說，因為藥物是以粉狀的形態，透過膠囊，作為載體，盛載起來，所以，切割膠囊，裡面的藥粉，便會散落一地。

至於緩釋片、控釋片，是指在特定的釋放介質中，緩慢釋放藥物的劑型。

這些劑型，一般會採用水不溶性、脂溶性的物料，作為載體，透過降低藥物的溶解度、增加藥物的黏度，從而控制藥物的溶出速率、掌握藥物的擴散速度，目的在延長藥物的溶解時間，延緩藥物的釋放速度，拉平了藥物的濃度，拉大了藥物的時效，拉長了藥物的療效，讓藥效趨向平穩、固定、持久。

緩釋片、控釋片，就像將藥物放在一個網裡面，透過網口的大小、黏度，減慢藥物的釋放。

所以，切割緩釋片、控釋片的時候，裡面的藥物便會一下子釋放出來，一來加快了藥物釋放的速度，縮短了藥物的療效，二來增加了藥物的濃度，加強了藥物的毒性，增加了副作用的風險。

當然，絕頂聰明的看官，可能會問：

「雖然切藥盒能夠平分藥片，但是，就算在形狀、體積上，這兩半完全一樣，誰能保證裡面的藥量是一模一樣呢？」

對，的確，藥量未必絕對一致，絲毫不差，但是，因為藥片在製造的過程裡，藥物已經均勻散佈在藥片裡面，所以，在藥理學、統計學上，這些些微的偏差是無關痛癢（Insignificant）的，是可以置之不理的。簡單說，差之毫釐，不會謬之千里。

最後，雖然切藥盒方便易用，但是，一般建議，一粒藥片，還是一刀起，兩刀止，一分為二，頂多二分為四，便是了。因為切割的次數愈來愈多，藥片便會愈來愈小，結構便會愈來愈鬆散，藥片便會從片狀趨向粉狀，容易散落一地，同時，如果藥片太小的話，也會較容易丟失藥物，平白浪費藥物。

所以，如果遇到需要服用八分之一、十六分之一的藥物的話，便可以跟醫生、藥劑師商量，看一看能不能避免切割藥片，例如減少服用的次數、轉用較低的劑量。

當然，如果可以的話，乾脆直接轉藥，亦未嘗不是一個好方法。

用藥小道具（三）：磨藥盒

磨藥盒，簡單說，就是將藥片磨成粉末的小道具。

一般而言，磨藥盒採用圓筒形的設計，底部就像一個漩渦，作為磨床，用來擺放藥片，頂部就像一個陀螺，作為磨具，只要將藥片放在兩者中間的話，然後轉動頂部，這個陀螺便會一直往下，如同電鑽一樣，鑽向藥片，研磨藥片，達到磨碎藥片的效果。

磨藥盒，主要的用途，是方便一些小孩、長者，幫助這些用藥者服用一些體積較大、較難吞嚥的藥物。除此之外，對於一些接受管灌飲食（Tube Feeding）的用藥者而言，例如「插胃喉」，將藥片磨成粉末，然後溶解在一些溶劑裡，成為溶液，是其中一個可行的施藥途徑。

一般而言，藥罐子不太建議將藥片磨成粉末，主要的原因，有以下七個：

第一，藥片磨成粉末後，殘餘的藥粉便可能會黏附在磨藥盒裡面，除了平白浪費藥物外，還可能會減少藥物的藥量，從而削弱藥效。

第二，如果沒有徹底清潔乾淨磨藥盒的話，利用同一個磨藥盒，連續將不同的藥片磨成粉末，便可能會造成交叉污染，影響用藥安全。

第三，藥片磨成粉末後，便會破壞藥片的結構，從而可能會降低藥物的穩定性，還可能會增加藥物受潮、發霉、變壞、變質的風險，不利用藥。

第四，藥片磨成粉末後，藥物便可能會較難分辨，從而增加誤服藥物的機會。

第五，藥片磨成粉末後，便可能會對口腔黏膜、消化管道，產生刺激。有時候，這些藥粉還可能會誤進氣管，從而增加倒嗆的風險，構成危險。

第六，藥片磨成粉末後，便可能會減低藥物的口感，減少服藥的依從性。

第七，磨藥盒並不適合用於緩釋片（Sustained Release）、控釋片（Controlled Release）這些劑型。不難理解，如果磨碎緩釋片、控釋片的話，裡面的藥物便會一下子釋放出來，一來加快了藥物釋放的速度，縮短了藥物的療效，二來增加了藥物的濃度，加強了藥物的毒性，增加了副作用的風險。

所以，在一般的情況下，吞服藥物，還是一個較理想的選項。磨藥盒還是留下來，作為最後的殺著吧！

磨藥盒

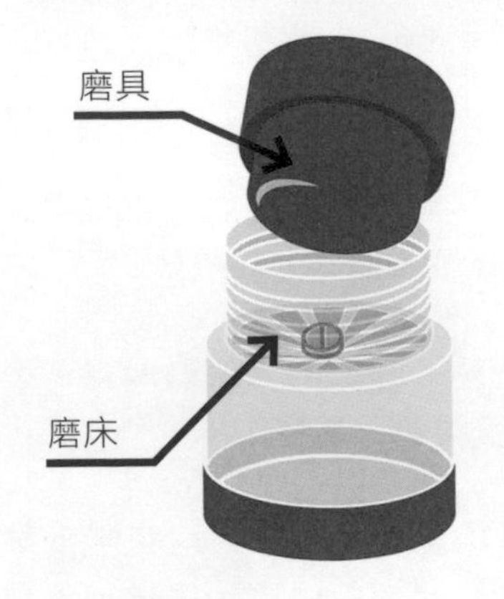

在一般的情況下，吞服藥物，還是一個較理想的選項。

後記

自從《藥事知多 D》出版後，我一直想寫一本關於用藥的書，跟大家分享一下用藥的知識，希望能夠讓大家正確服藥，靈活用藥，從而對症下藥，藥到病除。

其實，這個想法已經縈繞在腦海裡一段日子，直至星夜出版再度邀約出書，現在，終於成功實現這個願望，總有一份圓滿的感覺。

在寫書的過程裡，有時候，我不禁會想：

「關於用藥之道，這本書，到底能不能跟大家分享一個較清晰的概念呢？」

「服藥不難，難在用藥。」這是我一直以來的體會。

說真的，服藥其實真的不難，只要遵照醫生的指示，準時、準確服藥，便是了。

但是，用藥並不是這樣簡單，背後還有更深一層的意思。

其實，我一直認為，用藥之道，至少離不開以下兩個層次：

第一個層次，便是用藥之「術」。

所謂「用藥之術」，簡單說，就是「知道用什麼藥。」

常言道，用藥的大原則，就是「對症下藥」。有怎樣的病症，便用怎樣的藥物，同時，有怎麼程度的症狀，便用怎麼等級的藥物，這就是說，

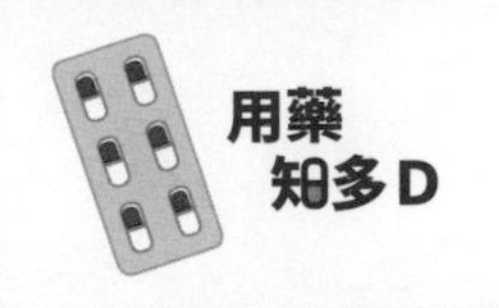

在這個病症上，自己有什麼棋可以走、什麼牌可以用，同時，什麼時候，該走這步棋；什麼情況，該出這張牌，這些章法，背後總會有一個理由，不是有法可依，便是有例可援。

在這裡，用藥者需要對這些藥物，擁有基本的認識，例如一線藥物、二線藥物，並且進一步掌握相關的適應症、服用方法、副作用、注意事項，將來，遇到相關情況的時候，便能夠挑選適當的藥物，從而治療相關的病症、紓緩相關的症狀。

這是「知識」方面的層面，簡單說，就是「What To Take」。這就是《藥事知多 D》所要表達的概念。

第二個層次，便是用藥之「藝」。

所謂「用藥之藝」，簡單說，就是「知道怎麼用藥。」

實際上，單是認識這些藥物，還是不夠的。

道理很簡單，就算是千里馬，但是，如果不懂得如何策騎、飼養的話，一切還是枉然的。「雖有千里之能，食不飽，力不足，才美不外見。（韓愈《馬說》）」同時，「策之不以其道，食之不能盡其材。（韓愈《馬說》）」這樣的話，藥物便不能發揮百分百的功效，良馬淪為劣馬，好牌打成爛牌，可以怪誰？

說到用藥的「用」，其實，「用」與「不用」之間，裡面還是存在很多不同的可能性，這就像「黑」與「白」之間，裡面同樣還有不同的「灰階」，簡單說，這就是一個「光譜」的概念。

這時候，用藥者除了需要知道用什麼藥外，還需要知道怎麼用藥，用在什麼時候，用到什麼程度。這種靈活的概念，便是「藝」。

舉例說，一種藥的「適應症」、「服用方法」、「副作用」、「注意事項」，這四個因素，到底如何協調？如何取捨？

所有的飄逸，所有的瀟灑，「談笑間，檣櫓灰飛煙滅。（蘇軾《念奴嬌・赤壁懷古》）」關鍵在如何拿捏當中的分寸，取得一個平衡的狀態，達到一個藝術的境界。

這是「藝術」方面的層面，簡單說，就是「How To Take」。這就是《用藥知多D》所要表達的概念。

「What To Take」，配合「How To Take」，兩個平面的學問，一縱一橫，便成為了一門立體的學問。

如果說「What To Take」是科學的話，那麼，「How To Take」便是藝術。用藥，既是一門精細的科學，又是一門華麗的藝術，就是這個意思。

用藥之道，在將這門科學與藝術的結晶，發揮到最大的極致。

這是我一直堅持的信念。

小小藥罐子
2016年8月

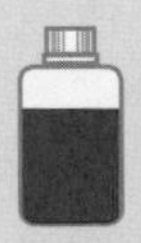

用藥知多 D

作者：小小藥罐子
編輯：星夜出版編輯部
設計：麻甩 mari
出版經理：Jeremy Tse

出版：星夜出版有限公司
網址：www.starrynight.com.hk
電郵：info@starrynight.com.hk

香港發行：春華發行代理有限公司
地址：香港九龍觀塘海濱道 171 號申新證券大廈 8 樓
電話：2775 0388
傳真：2690 3898
電郵：admin@springsino.com.hk

台灣發行：永盈出版行銷有限公司
地址：新北市新店區中正路 505 號 2 樓
電話：886-2-2218-0701
傳真：886-2-2218-0704

印刷：嘉昱有限公司

圖書分類：醫藥衛生
出版日期：2016 年 11 月初版
2016 年 12 月二刷
ISBN：978-988-14895-6-2
定價：港幣 88 元／新台幣 390 元